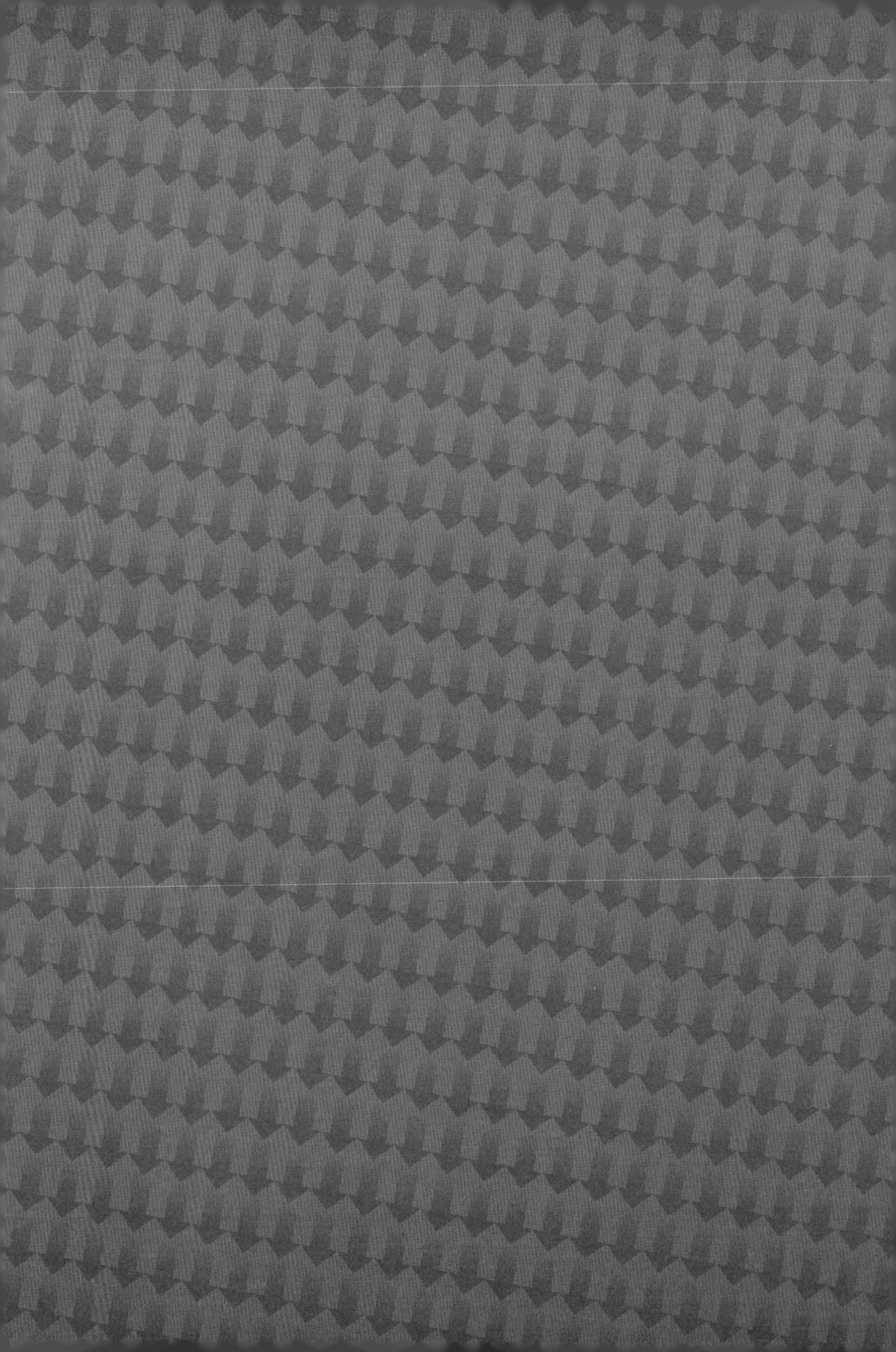

당뇨병 치료,
혈당을 낮춰라

[SHUKAN NI NARU! TANOSHIMI NAGARA SAGERU KETTOCHI CONTROL]
Copyright © 2014 Hiroshige Itakura
All rights reserved.

No part of this book may be used or reproduced in any manner
whatsoever without written permission except in the case of brief quotations
embodied in critical articles and reviews.

Originally published in Japan in 2014 by SB Creative Corp.
Korean Translation Copyright © 2019 by Pureunhaengbok
Korean edition is published by arrangement with SB Creative Corp.,
through BC Agency.

이 책의 한국어판 저작권은 BC에이전시를 통해 저작권자와 독점계약을 맺은 푸른행복에 있습니다.
저작권법에 의해 한국 내에서 보호를 받는 저작물이므로 무단전재와 복제를 금합니다.

당뇨병 치료, 혈당을 낮춰라

초판인쇄 | 2022년 11월 10일
초판발행 | 2022년 11월 15일

지 은 이 | 이타쿠라 히로시게
옮 긴 이 | 박재현
펴 낸 이 | 고명흠
펴 낸 곳 | 랜딩북스

출판등록 | 2019년 5월 21일 제2019-000050호
주   소 | 서울시 서대문구 세검정로1길 93, 벽산아파트 상가 A동 304호
전   화 | (02)356-8402 / FAX (02)356-8404
E-MAIL | landingbooks@daum.net
홈페이지 | www.munyei.com

ISBN 979-11-91895-21-6 (13510)

※ 이 책의 내용을 저작권자의 허락없이 복제, 복사, 인용, 무단전재하는 행위는 법으로 금지되어 있습니다.
※ 잘못된 책은 바꾸어 드리겠습니다.

당뇨병 치료, 혈당을 낮춰라

이타쿠라 히로시게 지음
박재현 옮김

랜딩북스

들어가는 글

　대한민국 30세 이상 성인 4명 중 1명은 당뇨병 고위험군인 당뇨병 전단계에 있는 것으로 알려졌다.

　대한당뇨병학회의 발표에 따르면, 2016년 30세 이상 성인의 14.4%인 502만 명이 당뇨병을 앓고 있는 것으로 추정되며, 당뇨병 전단계인 공복혈당장애 인구도 871만 명으로 25%(남자 31%, 여자 20%)나 됐다. 공복혈당장애는 의사로부터 당뇨병 진단을 받거나 혈당강하제 또는 인슐린 치료를 받은 적이 없고 공복혈당이 100~125mg/dL, 당화혈색소(헤모글로빈 A1c)가 6.5% 미만인 경우이다.

　전 세계적으로 당뇨병이 급증하고 있는 가운데 대한민국의 당뇨병 인구도 해마다 빠르게 늘어, 2030년에는 당뇨병 대란이 올 것으로 전문가들은 예상하고 있다.

　당뇨병은 자각증상이 거의 없어 건강검진에서 '혈당값이 높다'는 말을 들어도 대부분 심각하게 받아들이지 않는다. 물론 그대로 둔다고 해도 지금 당장 몸 상태가 나빠지는 것은 아니다.
　그러나 당뇨병을 방치하면 10년, 20년 후 죽음에 이르는 합병증이 돌연 찾아온다. 아, 사실은 '돌연' 찾아오는 것이 아니다. 그동안 합병증을 피할 기회는 숱하게 있었지만 여러분은 그것을 놓쳐버렸다.

　당뇨병의 3대 합병증으로 '당뇨병 망막증', '당뇨병 신증', '당뇨병 신경증'이 있다. 최악의 경우 실명이나 인공투석이라는, 인생을 암흑으로 만드는 위중한 사태에 이른다.
　또한 최근 연구에서 신부전이나 뇌경색, 알츠하이머병과의 관련성도 밝혀졌다. 혈당이 높은 상태가 오래도록 이어지면 혈관은 손상되고 그 결과로서 이들 질병이 발병하는 것이다.

　<u>얼마나 이른 시기부터 고혈당을 개선하기 위하여 노력했는가는 우리의 노후 생활의 질을 크게 좌우한다.</u> 30~40

대의 당뇨병 예비군은 이 책을 꼭 읽어보길 바라는 것도 그런 이유에서다.

당뇨병의 치료라고 하면, 대개 인슐린 주사나 약물치료를 떠올리기 쉽지만 그것만 있는 것은 아니다. 최근 몇 년 간 그 흐름이 바뀌어 '식사와 운동으로 당뇨병을 고치자'는 것이 주류를 이루고 있다. 생활습관병인 당뇨병을 생활습관으로 고치자는 것이다.

'식사'라는 말에 언뜻 '먹어서는 안 되는 음식들이 많을 텐데…'라고 생각할지도 모르는데, 사실 그렇지도 않다. 고기도 술도 먹어도 된다.

분명히 말해 먹어서는 안 되는 음식은 없다. 단 '어떻게 먹는가'에 대해서는 약간의 요령이 필요하다.

나는 엄격한 식이요법 같은 것은 필요하지 않다고 생각한다. 당뇨병에 관한 약간의 지식과 긍정적인 태도만 있다면 혈당값은 놀랄 정도로 낮출 수 있다. 그 혈당값을 낮추는 방법을 가능한 한 많은 사람들에게 알리고 싶다.

운동도 그렇다.

하루 30분의 조깅을 그날의 과제로 강요하지도 않는다. 그저 부지런히 움직여서 활동량을 늘리는 게 그 무엇보다 중요하다.

  식사를 마친 뒤 그 자리에 가만히 앉아서 30분을 보내는 사람과 종종거리며 부지런히 움직이는 사람의 혈당값 곡선은 분명 다르다. 중요한 것은 식후에 혈당값이 높아진 상태를 그대로 유지하지 않는 것이다.

  산책 겸 장을 보러 간다. 이제껏 걸었던 것보다 조금 더 오래 걷는다. 일하는 틈틈이 간단한 스트레칭을 한다. 집 안 청소를 한다.

  이런 것부터 시작하려는 의식이 중요하다.

  이 책에서 소개하는 '혈당값을 낮추는 방법'은 누구나 간단히 실천할 수 있는 것이다. 당장 오늘부터 실생활에 적용해보자.

  홀가분하게 그리고 적극적인 자세로 혈당값을 낮추자.

  부디 성공하기를 바란다.

저자 이타쿠라 히로시게

차례 Contents

들어가는 글   4

제1장 ▶ 당뇨병에 대하여 얼마나 알고 있을까?

01 혈당값이 높아지면 즉시 대응하라   14
02 당뇨병, 얼마나 알고 있을까?   16
03 혈액 속 당분은 인간의 에너지원   20
04 인슐린의 혈당값 조절 작용   22
05 고혈당은 인체가 예기치 못한 사태   27
06 당뇨병에 걸리는 3대 원인   31
07 나는 당뇨병일까?   33
08 당뇨병 환자와 건강한 사람의 결정적 차이   38
09 인생을 완전히 바꿔놓는 합병증   40

10 고혈당에서 합병증까지 이르는 연쇄반응　　44
11 암이나 알츠하이머병과도 관계있다　　48
12 사소한 자각증상을 얕잡아보지 마라　　50
13 내장지방이 쌓인 사과형 비만은 위험하다　　53
14 식후에만 혈당값이 치솟는 숨은 고혈당에 주의　　56
15 스스로 혈당값을 측정할 수 있다면　　58
16 당뇨병 중 95%가 2형 당뇨병　　60

제2장　식습관 개선으로 혈당값을 낮춰라

01 탄수화물과 당분의 과잉섭취가 고혈당을 부른다　　64
02 밥보다 고기를　　68
03 식품의 혈당지수를 체크하라　　71
04 먹는 순서를 바꾸면 혈당이 내려간다　　76
05 하루 다섯 끼, 조금씩 자주 먹어 혈당값 낮추기　　78
06 작은 그릇으로 조금 덜 먹는 습관을　　80
07 탄수화물 섭취량 줄이기에 도전　　82
08 소주와 위스키는 탄수화물 제로　　85
09 알아차리기 어려운 곳에 숨어 있는 당분　　88
10 열량 계산으로 비만 예방　　90

11 조미료에도 약간의 주의를	95
12 혈당값을 낮추는 계피, 생강, 마늘, 고추	98
13 제철 채소에 주목하라	100
14 어패류에 들어 있는 좋은 성분	104
15 지나치게 단 과일은 멀리하라	106
16 커피가 가지고 있는 의외의 효과	108
17 녹차, 뽕잎차, 구아바차에 관심을	110
18 건강보조식품이나 한방약을 복용할 때 주의할 점	112
19 세계적인 과제, 비만	114

제3장 운동과 스트레스 해소로 혈당값을 낮춰라

01 운동의 급성효과와 만성효과	120
02 워킹부터 시작하라	123
03 언제 어디서든 할 수 있는 스트레칭	126
04 전철 안에서 할 수 있는 스트레칭	132
05 당뇨병에 효과 있는 지압법	136
06 스트레스는 당뇨병에 독	139
07 부지런히 몸을 움직여라	142
08 규칙적인 생활이 자율신경을 안정시킨다	144

09 욕조에 몸을 담그고 천천히 릴렉스 146
10 치주질환과 혈당값의 인과관계 148
11 종아리 마사지로 혈류 개선을 150

제4장 고혈당에 대하여 궁금한 몇 가지

Q1 인슐린 주사에 대한 거부감이 있는데… 156
Q2 병원의 처방약에는 어떤 종류가 있는가? 157
Q3 저혈당이란 어떤 상태일까? 159
Q4 아이에게도 당뇨병이 있다고 들었는데, 진짜? 159
Q5 2세를 계획하고 있다. 어떤 주의가 필요할까? 160
Q6 말랐는데 당뇨병이라고 한다. 이해가 되지 않는다. 162
Q7 신경에 일어나는 합병증이란 어떤 증상일까? 163

당뇨병에 관한 약간의 지식과

긍정적인 태도만 있다면

혈당값은 놀랄 정도로 낮출 수 있다.

혈당값을 낮추는 방법을 가능한 한

많은 사람들에게 알리고 싶다.

제1장

당뇨병에 대하여 얼마나 알고 있을까?

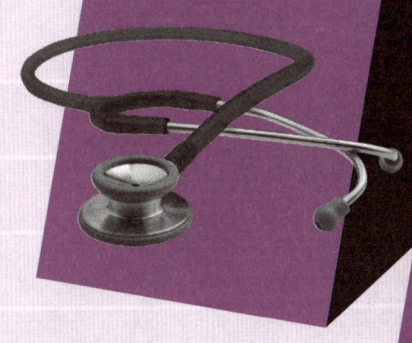

혈당값이 높아지면 즉시 대응하라
··· 그 조치가 늦어지지 않기 위한 철칙

'혈당값이 높다.' 건강검진 결과지를 보고 의사가 이렇게 지적했다고 가정해보자. 그때 여러분은 과연 어떤 반응을 보일까?

'혈당값이 높다고? 대책을 마련하지 않는다면 죽을 거야!'라며 부산을 떨까? 아니면 '특별히 건강이 나빠진 것도 아니니 괜찮겠지'라고 아무렇지도 않게 흘려버릴까?

우리는 대개 후자에 속한다. 분명 혈당값이 다소 높다고 해도 배가 아프거나 열이 오르는 것도 아니다. 황급히 병원으로 달려갈 필요는 없다고 생각한다.

회사 동료나 친구의 이야기를 들어보아도 '혈당값이 높다'고 말하는 사람은 많다. 그들 모두 평소처럼 태연히 식사를 하고 술도 마신다. 그러니 당연히 '나도 괜찮겠지. 특별할 거 없어'라며 안심한다.

그러나 10, 20년 뒤에 그 생각이 얼마나 큰 잘못이었는지를 뼈저리게 깨닫는다. '죽을지 몰라!'라는 생각에 호들갑 떠는 모습이 과민반응으로밖에 보이지 않을지 몰라도, 이것은 글자 그대로 목숨이 달린 문제다.

이 책을 손에 든 여러분은 대개 '당뇨병 예비군'에 속할 것이다. 혹은 '아직은 정상 혈당값을 유지하고 있지만 앞으로의 건강이 신경 쓰인다'고 의식하는 사람도 있을 것이다.

우선 분명히 말해두고 싶다. 만일 여러분 중에 '당뇨병으로 진단받으면 그때 가서 생각하겠다'는 식으로 쉽게 생각하는 사람이 있다면 그것은 큰 실수다. 당뇨병 예비군에 포함되면 바로 그 즉시 대응한다. 그것이 철칙이다.

당뇨병, 얼마나 알고 있을까?
… 우선 병을 아는 것이 중요하다

어째서 혈당값이 높으면 안 되는지 지금부터 차분히 살펴보자.
먼저 다음 질문에 'O' 혹은 '×'로 답해보자.

Q1 당뇨병이란 소변으로 당이 배출되는 병이다.
Q2 당뇨병은 사치병이라고 불리고 있듯이 그 원인은 호화로운 식사에 있다.
Q3 당뇨병은 합병증만 주의하면 괜찮다.
Q4 당뇨병은 투약이나 주사로 고칠 수 있다.
Q5 병과 잘 지내보자는 마음가짐이 중요하다.

자, 여러분은 어떻게 답했을까? 어느 정도로 고혈당, 당뇨병에 대한 기초지식을 가지고 있는지 확인해보자.

당뇨병이란 고혈당의 상태가 오래도록 이어지는 만성질환을 가리킨다. 그 증상 중 하나로서 소변으로 당이 배출되기도 하지만 반드시 그런 것은 아니다. 보통 혈당값이 170mg/dL[1]을 넘으면 당이 배출된다. 반대로, 당뇨병이 아닐지라도 당이 소변을 통해 배출될 때가 있다. 따라서 Q1의 답은 '×'이다. 당뇨병이라는 병명 때문에 오해하기 쉽지만 그 실태를 바르게 이해하자.

당뇨병이 되는 한 가지 원인으로 단연코 식사를 꼽을 수 있다. 그러나 그것은 사치스럽고 호화로운 식사가 아니다. 아무리 두툼한 스테이크나 고가의 프랑스 요리를 먹어도 그것이 당뇨병의 직접적인 원인이 되지는 않는다.

오히려 탄수화물이 많은 식사, 과자나 주스 같은 간식, 불규칙한 저녁 식사, 빨리 먹는 식습관처럼 '사치'라는 이미지와는 전혀 다른 식생활이 당뇨병의 원인이기 쉽다. 따라서 Q2의 답도 '×'이다.

당뇨병은 통증도 없고 가려움증 같은 자각증상도 없다. 그렇다면 무엇에 주의해야 할까? 그것은 바로 합병증이다. 특히 '당뇨병 망막증', '당뇨병 신증', '당뇨병 신경증'은 3대 합병증으로 널리 알려져 있을 만큼 무서운 병이다.

그러나 당뇨병이 무서운 것은 그뿐만이 아니다. 고혈당의 상태가 오

---

[1] **170mg/dL** : 혈액 100mL에 당 170mg이 들어 있다는 의미로, mg/dL은 '데시리터당밀리그램'이라고 읽는다. 이 단위는 혈중 콜레스테롤이나 혈당을 나타낼 때 사용한다.

래 지속되면 혈액이 끈적끈적해져서 혈액의 흐름이 나빠진다. 그 결과로서 심부전이나 뇌경색, 암이나 알츠하이머 등의 위중한 병을 일으키는 원인이 된다.

<u>최근 몇 년 동안 당뇨병에 의한 혈관 질환이 증가하여 당뇨병 치료의 필요성이 강조되고 있다.</u> 따라서 Q3의 답도 'x'이다.

당뇨병 치료를 받고 있는 사람이라면 인슐린에 대해서 어느 정도의 지식을 가지고 있을 것이다. 췌장에서 분비되는 인슐린은 혈당량을 조절하는 중요한 호르몬이다.

당뇨병의 주요한 치료법은 자신의 몸에서 충분히 만들어지지 않는 인슐린을 주사를 통해 보충해줌으로써 혈액 속의 당분을 줄이는 것이다. 또한 인슐린의 작용을 활성화시키는 약을 먹는 것도 효과적이다.

<u>그러나 이들 치료는 병 자체를 완치시키는 것이 아니다. 어디까지나 혈당값을 누르는 대증요법에 지나지 않는다.</u> 그러므로 Q4의 답은 'x'이다.

A 씨는 30대 초반에 건강검진에서 '혈당값이 높다'는 지적을 받았다. 55세에는 공복 시 혈당값이 130mg/dL을 넘어 당뇨병이라는 진단을 받았다. 하지만 크게 건강이 나빠지지 않은 채로 60세에 정년을 맞이했다. 자신이 비록 당뇨병이지만 잘 지내왔다고 생각한다. 그런데 과연 그 후에 A 씨에게 무슨 일이 일어났을까? 그는 갑작스럽게 시력을 잃었고 돌연 심근경색을 일으켰다. 여기서 '갑작스럽게'나 '돌연'이라고 말했지

만 그것은 결코 '갑작스럽게'도 '돌연' 찾아온 것도 아니다. 오랜 세월에 걸쳐 고혈당을 방치해온 데 대한 죗값을 치렀을 뿐이다. Q5의 답은 물론 '×'이다.

 **혈액 속 당분은 인간의 에너지원**

왜 혈액 속에는 당분이 필요한 것일까?

인간이 살아가는 데는 에너지가 필요하다. 일을 하거나 운동을 하는 것 외에도 심장이나 내장기관이 제 기능을 하기 위해서는 에너지가 필요하다. 소파에 누워 멍하니 텔레비전을 보는 데에도 꽤 많은 에너지가 소비된다. 그 증거로, 아무것도 안 하고 가만히 있어도 허기가 진다.

인체에 필요한 에너지는 탄수화물에서 만들어진다. 탄수화물은 밥, 빵, 국수 등의 곡물(쌀이나 밀가루)이나 감자의 전분에 다량으로 들어 있다. 배가 고플 때에 갓 지은 흰쌀밥을 먹으면 힘이 나는데, 밥의 탄수화물로 에너지를 만들기 때문이다.

음식물로 체내에 섭취된 탄수화물은 타액에 있는 아밀라아제에 의해

가수분해되고 위장에서 다시 잘게 분해된다. 그리고 소장에서 소화효소에 의해 포도당으로 분해되고, 포도당은 소장 벽을 통해 흡수되어 간으로 보내진다.

간으로 보내진 포도당 중에서 지금 당장 필요한 당분은 혈액을 타고 온몸 구석구석으로 공급되는데, 그렇지 않은 당분은 간이나 근육의 세포조직에 글리코겐으로 축적된다.

여기서 문제가 되는 것은 축적되지 않은 여분의 포도당이다. 살아가는 데 꼭 필요한 에너지로, 결코 없어서는 안 되는 포도당이지만 필요 이상으로 많아지면 혈액이 끈적끈적한 상태가 되어버린다. 그것이 당뇨병이다.

또한 인체에 축적되는 글리코겐은 대개 하루 정도 지낼 수 있는 분량이다. 그보다 많은 당질은 체지방이 된다. 만일 인간이 겨울잠을 자는 동물처럼 '많은 양을 먹어둘 수 있다'면 눈 덮인 산에서 조난을 당해도 생존 확률은 높아질 것이다.

인슐린의 혈당값 조절 작용
… 그 메커니즘이 무너질 때 당뇨병이 된다

소장에서 흡수되어 몸속에 공급된 당분은 어떻게 에너지로서 사용될까?

혈액을 타고 근육이나 장기에 보내진 포도당은 그대로 사용할 수 없다. 일단 조직세포에 흡수된 뒤에 이용되는데, 조직세포에 흡수될 수 있도록 힘을 쓰는 것이 인슐린이다.

췌장에서 분비되는 인슐린은 혈액 속 포도당이 체내 세포에 흡수되도록 돕는다. 인슐린이 충분히 제 기능을 하지 못하면 모처럼 흡수된 포도당을 에너지로 이용할 수 없을 뿐 아니라, 체내 세포로 흡수되지 못한 당분이 그대로 혈액 속에 남는다. 이것이 바로 고혈당의 상태를 만든다.

간단히 말해서, 고혈당은 인슐린 부족에 의하여 일어난다.

1-1. 정상인의 혈당값과 인슐린 수치

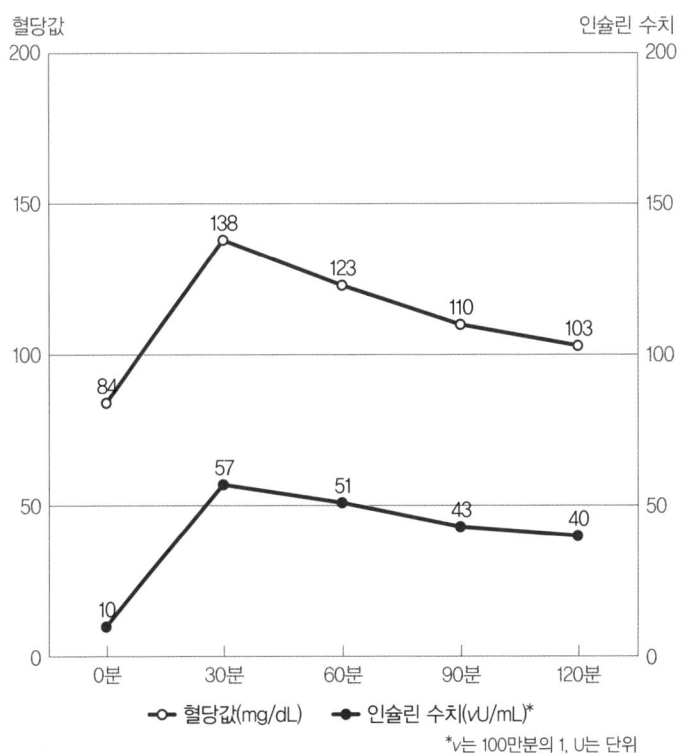

참고자료: 《당뇨병의 혈당값을 낮추는 200%의 기본 요령》, 이타쿠라 히로시게

위 그래프는 포도당 부하시험으로 포도당 75g이 포함된 사이다를 마신 뒤 30분마다 4차례 혈당값을 측정한 것이다. '정상형'은 사이다를 마시기 전 (0분) 110 미만, 120분 후 140 미만인 사람이다. '당뇨병형'은 0분에 126 이상, 120분 후 200 이상이다. 어디에도 속하지 않는 사람을 '경계형'이라고 한다.

혈당값은 mg/dL이라는 단위를 사용하는데, dL은 '데시리터'라고 읽는다. 학생 시절 배웠을 테지만 자주 사용하지 않는 탓에 잊어버렸을지도 모른다. '데시'는 10분의 1이라는 의미이므로 1dL는 100cc이다. 결국 혈당값이 100mg/dL이라면 혈액 100cc에 100mg(0.1g)의 포도당이 녹아 있는 상태를 가리킨다.

다시 본론으로 돌아가서 23쪽의 그래프 1-1을 보자. 건강한 사람이 사이다를 마신 뒤의 포도당의 부하 정도를 실험한 것으로, 사이다를 마신 뒤의 혈당값과 분비되는 인슐린 양의 관계를 측정하였다.

사이다를 마신 직후부터 혈당값은 급격히 높아져 30분 뒤에는 최곳값에 다다른다. 주목해야 할 점은 혈당값이 오르면 곧바로 인슐린의 분비량이 증가한다는 사실이다. 혈액 속에 당이 증가하기에 그것을 조직세포로 흡수시키기 위하여 인슐린이 긴급 출동하는 것이다. 마치 불을 끄기 위해 화재 현장으로 달려가는 소방대원처럼 말이다.

그리고 혈당값이 서서히 낮아지면 인슐린의 분비량도 서서히 줄어든다. 그리고 2시간 뒤에는 무사히 화재가 진화된다.

이 멋진 연동작용이 정상적인 혈당값을 유지하는 메커니즘이다.

그런데 인슐린이 제대로 작용하지 않게 되면 어떤 일이 벌어질까?

예컨대, 인슐린이 신속하게 반응하지 않는다면 어떻게 될까? 만일 그렇다면 상승곡선은 한층 급하게 치솟고 최곳값(그래프 1-1의 경우는 138mg/dL)도 더 높아진다. 그리고 평소의 혈당값으로 되돌아오는 것도 늦어질 게 분명하다.

또 인슐린의 분비량이 적어지면 어떻게 될까? 그렇게 된다면 혈당값은 최곳값까지 치솟은 이후 오래도록 그 수치에서 떨어지지 않을 것이다. 화재 진압에 비유하면, 불이 났다는 신고를 받고 출동한 소방대원이 화재 현장에 좀처럼 도착하지 못해서 인근 주민들이 양동이로 물을 날라다가 부지런히 뿌려대는 상태이다.

26쪽의 그래프 1-2에서는 혈당값이 정상인 사람과 비교할 수 있도록 당뇨병 환자의 포도당 부하시험의 예상값을 표시했다.

이 그래프의 수치는 몹시 위험한 당뇨병의 상태를 보여주고 있다. 따라서 서둘러 약물요법을 도입할 필요가 있다.

동양인은 서양인에 비하여 췌장이 약해서 인슐린의 분비량이 적다. 미국인 중에는 비만이 많지만 동양인에 비해 당뇨병을 앓는 사람이 적은데, 그것은 췌장의 기능이 강하기 때문이다. 이것은 인종에 따른 체질에서 오는 차이다.

그러나 예외도 있다. 당뇨병 예비군을 대상으로 포도당 부하시험을 하면 30분 후 혈당값이 210mg/dL을 돌파하는데, 보통 사람보다 인슐린의 분비량이 4배나 많은 사람은 인슐린이 분비되기 시작하여 2시간이 지난 후에는 놀랍게도 140mg/dL 이하로 돌아온다. 만일 이처럼 강한 췌장을 가지고 있다면 다소 무리해도 끄떡없을 것이다.

1-2. 정상인과 당뇨병 환자의 혈당값 비교

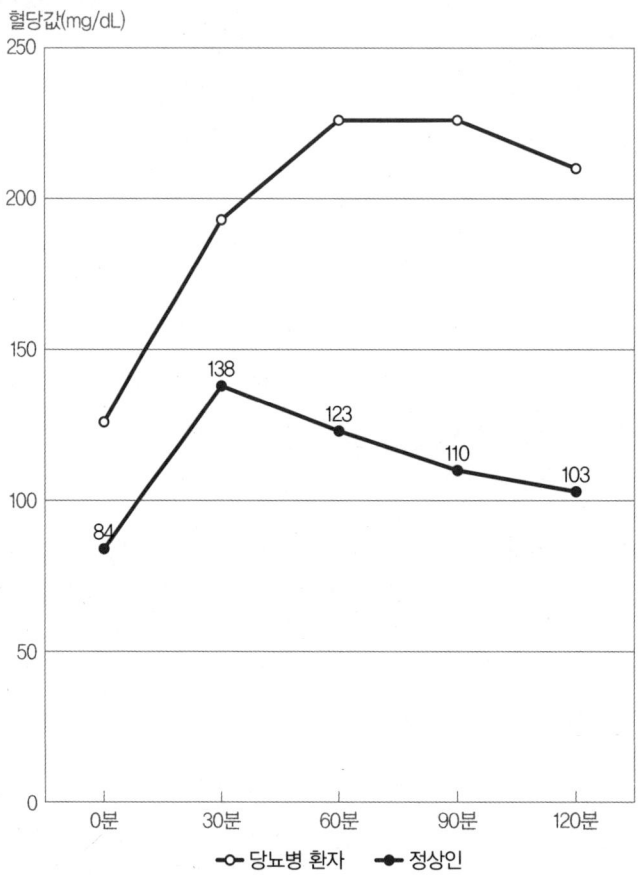

참고자료: 《당뇨병의 혈당값을 낮추는 200%의 기본 요령》, 이타쿠라 히로시게

혈당값은 개인차가 있어 구체적인 수치를 제시할 수는 없지만, 당뇨병 환자(126mg/dL 이상)의 혈당값이 어떻게 상승하는지 그 패턴을 보여준다.

05 고혈당은 인체가 예기치 못한 사태

 혈당값은 하루 동안 끊임없이 변화한다. 인체는 어떻게 혈당값을 완만하게 조절하는 것일까? 이에 대하여 좀 더 자세히 살펴보자.
 앞에서도 설명했지만 음식을 먹으면 혈당값이 높아진다. 그것을 인슐린의 작용으로 지나치게 오르지 않도록 조절하고, 지금 당장 필요하지 않은 당분을 근육의 세포조직으로 보낸다.
 그리고 운동을 하거나 두뇌를 쓰거나 하여 많은 에너지가 필요하면 그때의 상황에 맞춰 축적되어 있던 당분이 혈액 속으로 흘러나와 필요한 곳으로 운반된다. 이때 활약하는 것이 췌장에서 분비되는 글루카곤(glucagon)이라고 불리는 호르몬이다.
 이처럼 인간은 의식하지 않고서도 혈액 속 당분을 원활하게 제어하고 있다.

그렇다면 왜 이토록 정교하게 만들어진 시스템이 무너져 혈당값이 높아지는 것일까?

과거 십수만 년 동안 인간은 굶주림과 싸워왔다고 해도 과언이 아니다. 농사를 짓고 가축을 길러 안정적으로 식량을 얻게 된 것은 불과 2000년 전의 일이다. 좋아하는 음식을 마음껏 먹게 된 '포식의 시대'를 맞이한 것은 불과 50년 전의 일이다.

<u>결국 인간이라는 동물에게 혈당값이 너무 높은 사태는 예상하지 못한 일이다.</u>

췌장의 주요 역할은 소화액을 만드는 것이다. 인슐린을 만드는 랑게르한스섬(Langerhans islets)[2]의 β세포는 췌장 전체의 2%밖에 되지 않는다.

아침식사를 걸러 공복인 샐러리맨이 점심으로 선심 쓰듯 과하게 정식을 먹는 모습을 떠올려보자.

수북하게 담은 흰쌀밥에 돈가스, 감자 샐러드를 주문한다. 허기진 탓에 주문한 음식이 나오자마자 허겁지겁 먹기 시작한다. 먹는 데 걸리는 시간은 고작 3분 남짓. 그 뒤에도 여전히 뭔가 부족함을 느끼고 편의점에서 단팥빵과 콜라를 사서 공원 벤치에 앉아 만족스럽게 먹는다.

자, 이때 그 샐러리맨의 몸속에서는 어떤 일이 벌어지고 있을까?

끊임없이 혈액 안으로 들어오는 당분을 어떻게든 억제하려고 췌장은 온 힘을 다하여 인슐린을 분비한다. 그러나 혈당값을 낮추지 못한 상태에서 다량의 당분이 계속 혈액 속으로 유입된다. 췌장으로서는 최선을

---

[2] **랑게르한스섬** : 췌장에 위치하는 내분비샘 조직으로, 세포가 모여 마치 섬처럼 보여서 붙여진 이름이다.

다하여 열심히 대응하고 있는데, 돌연 그 업무량이 두 배로 증가하는 최악의 사태가 벌어진다. 그런 일이 매일 지속되는 가운데 췌장은 피로에 지치고 인슐린은 고갈되어 버린다. 게다가 모처럼 분비된 인슐린의 효과도 떨어진다. 이것이 혈당값이 높아지는 시나리오다.

1-3. 하루 동안 혈당값의 변화

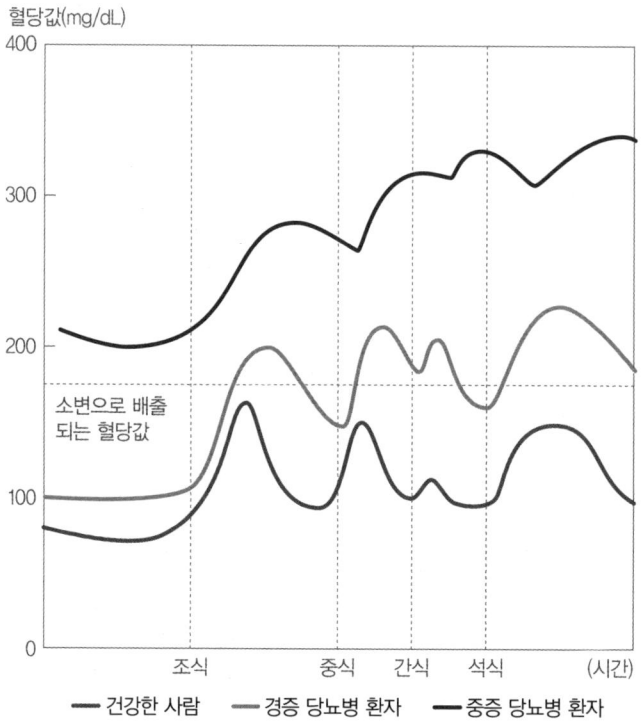

참고자료: 《당뇨병 치료의 길라잡이》, 일본당뇨병학회

위 그래프는 건강한 사람, 당뇨병이 가벼운 환자와 위중한 환자의 혈당값의 1일 변화를 나타낸 것이다. 그래프를 보면 알 수 있듯이 어떤 타입이든 식사(간식도 포함하여)를 한 뒤에는 혈당값이 오른다. 이 수치가 너무 높아지지 않게 당뇨병이 가벼운 환자와 위중한 환자는 제2장에서 설명하는 식사 내용이 중요하다.

06 당뇨병에 걸리는 3대 원인
··· 치료는 바로 지금부터

당뇨병의 원인에 과식만 있는 것이 아니다. 건강한 사람이라면 다소 과식하거나 과음을 해도 고혈당의 상태가 만성적으로 이어지지는 않는다. 아무리 인슐린의 분비에 한계가 있다고 해도 인체는 그 정도로 약하지 않다.

당뇨병이 되는 주요 요인으로 다음의 3가지를 들 수 있다.

❶ 생활습관 : 과식, 편식, 운동 부족, 흡연 등
❷ 유전 : 유전자의 특성
❸ 환경 : 스트레스, 과로, 생활리듬의 불안정

물론 똑같은 생활을 해도 병에 걸리는 사람이 있고 그렇지 않은 사람이 있다. 한마디로 어떤 것이 병의 원인이라고 단정할 수 없다. 하지만 어떤 요인이든 장기간 축적된 결과로서 몸에 부담을 준다는 것은 틀림없는 사실이다.

이 같은 상태를 만성질환이라고 하는데, 일단 건강을 잃으면 원래대로 회복하는 데 꽤 오랜 시간이 걸린다. 당뇨병도 그런 만성질환이다. 그렇다면 어떻게 하면 좋을까? 일단 치료는 빨리 시작해야 한다. 치료법은 '식이요법', '운동요법' 그리고 '생활패턴의 개선'이다. 약물치료는 위험 수준까지 높아져버린 혈당값을 낮추는 데 필요하지만, 그것으로 병을 고치는 것은 아니다.

일단 당뇨병이라고 진단을 받으면 원래의 건강한 몸으로 돌아가는 것은 불가능하다. 당뇨병은 완치를 기대하기 어려운 까다로운 병이기 때문이다.

당뇨병 예비군인 여러분은 오늘부터 당장 생활 개선에 발 벗고 나서야 한다. 10년 뒤, 20년 뒤의 생활은 바로 지금 어떤 마음가짐을 가지는지에 달렸다.

07 나는 당뇨병일까?

··· 간단한 검사로 명확히 알 수 있다

나는 당뇨병일까? 아니면, 단순히 혈당값이 조금 높을 뿐일까? 그것이 애매한 사람도 있을지 모른다. 그러나 이 부분은 명확하게 판단할 수 있다. 그 결과로서 '건강한 사람'과 '경계형인 사람', '당뇨병 환자'로 분류된다.

판단하는 방법은 매우 간단하다.
먼저, 공복 시 혈당값을 측정한다. 공복 시 혈당값이란, 전날 밤부터 10시간 금식한 뒤 다음 날 아침에 측정한 혈당값을 말한다.
이 공복 시 혈당값이 70~110mg/dL이면 건강한 사람이고, 110~126mg/dL이면 경계형의 사람이고, 126mg/dL 이상이면 당뇨병 환자다.

이 숫자에 어떤 변명이나 핑계도 소용없다. '전날 과식했다'거나 '업무 과다로 스트레스가 쌓였다'거나 그런 것은 일절 통하지 않는다. 가령 126mg/dL이라도 두말할 나위 없이 그 시점에서 '당뇨병'이라고 진단받으면 틀림없는 당뇨병 환자다.

110~126mg/dL에 속한, '경계형' 또는 '당뇨병'인 사람은 포도당 부하시험이라는 검사를 하는데, 이것은 포도당 75g이 들어간 사이다를 마신 뒤에 30분마다 4차례 혈당값을 측정하는 것이다.

이 검사에서 당뇨병이라고 판정받는 사람은 '0분 경과 시 126mg/dL 이상 또는 120분 경과 시 200mg/dL 이상'이다. 그 외에는 경계형이다.

이 차이로 운명이 갈린다. 다행히 경계형이라고 진단받은 사람은 신에게 감사하고 지금 당장 치료에 나선다.

<u>최근 몇 년 동안 '경계형'이 급증하고 있다.</u> 앞에서 언급한 3가지 요인(생활습관, 유전, 환경)은 현대사회가 가지고 있는 문제이기도 하다. 개인이 건강에 유의하지 않는 게 나쁘다고만은 할 수 없다.

그리고 당뇨병이라고 진단받은 사람은 병이 더 진행되지 않도록 노력하는 수밖에 없다. 자신이 어떤 처지에 있는지 현실을 똑바로 보고 이후 동반될 수 있는 합병증이 발생하지 않도록 꾸준히 노력해야 한다.

최근에는 포도당 부하시험 대신에 헤모글로빈 A1c(에이원시)값을 측정하기도 한다.

〈당뇨병의 진단 기준〉

	공복 시 혈당 (mg/dL)
건강한 사람(정상치)	70~110 미만
경계형 혹은 당뇨병인 사람	110~126 미만
당뇨병 환자	126 이상

참고자료: 《당뇨병 전문의에게 맡겨둘 수 없다》, 마키타 젠지

〈포도당 부하시험의 판정 기준(정맥혈장치)〉

시간경과	0분/120분 (mg/dL)	판정
정상형	110 미만/140 미만	양쪽을 모두 충족하면 정상형
당뇨병형	126 이상/200 이상	어느 한쪽만을 충족하면 당뇨병형
경계형	당뇨병형에도 정상형에도 속하지 않으면 경계형	

※ 60분이 경과했을 때 180mg/dL 이상이라면 당뇨병으로 악화될 수 있기에 경계형에 준한다.

참고자료: 《당뇨병 전문의에게 맡겨둘 수 없다》, 마키타 젠지

〈2형 당뇨병·당뇨병 예비군의 판정 기준〉

일본당뇨병학회가 정한 기준은 다음과 같다. '경계형'이 당뇨병 예비군에 속한다.

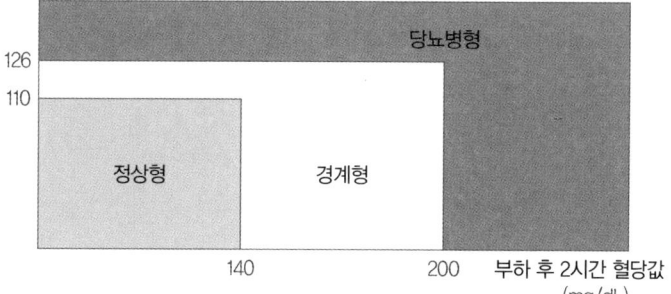

참고자료: 《당뇨병 치료 가이드 2004-2005》, 일본당뇨병학회

포도당 부하시험으로도 알 수 있듯이 혈당값은 식사 전후에 크게 변동한다. 건강한 사람은 혈당값의 변동폭이 작지만 문제가 있는 사람은 식후 크게 뛰어오른다.

그런데 실제로는 그때그때의 변동보다 1~2개월의 긴 기간에 측정한 혈당값의 평균으로 환자의 혈액 상태를 정확히 판단할 수 있다고 말하는 사람도 있다. 그 검사에 사용되는 것이 헤모글로빈 A1c값이다.

혈당값이 높은 상태로 오래 지속되면 혈액 속 포도당에 여러 물질들이 끈적끈적하게 들러붙는다. 이때 혈액 속 헤모글로빈과 포도당이 결합한 것을 가리켜 헤모글로빈 A1c라고 한다. 헤모글로빈 A1c값은 헤모글로빈 전체를 100으로 했을 때 헤모글로빈 A1c가 몇 퍼센트인지를 나타낸 수치이다.

과거의 평균을 아는 수치이기에 검사한 날 아침식사를 거르거나 사흘간 금주한 노력이 검사한 수치에는 반영되지 않는다.

정상인의 경우 헤모글로빈 A1c값은 5.8% 미만인데 6.5%를 넘으면 당뇨병이 의심된다고 진단한다. 단, 헤모글로빈 A1c값만으로 당뇨병인지 아닌지를 판단할 수는 없다. 따라서 의심스러운 사람은 포도당 부하시험을 받는다.

〈혈당 제어 상태의 평가〉

	헤모글로빈 A1c값 (%)
우수	5.8 미만
양호	5.8~6.5 미만
위험군	6.5~7.0 미만
나쁨	7.0~8.0 미만
아주 나쁨	8.0 이상

참고자료: 《당뇨병 전문의에게 맡겨둘 수 없다》, 마키타 젠지

〈헤모글로빈 A1c값과 평균 혈당값의 관계〉

헤모글로빈 A1c값 (%)	평균 혈당값 (mg/dL)
6	135
7	170
8	205
9	240
10	275
11	310
12	345

참고자료: 《당뇨병 전문의에게 맡겨둘 수 없다》, 마키타 젠지

혈당값이 높으면 포도당이 적혈구 속의 헤모글로빈과 결합하는데, 이것이 헤모글로빈 A1c이다. 헤모글로빈 A1c값은 혈당값이 높아질수록 커진다. 또한 헤모글로빈 A1c값은 합병증의 진행과도 깊은 관련이 있어 적정 목표치는 6.5% 미만이다.

08 당뇨병 환자와 건강한 사람의 결정적 차이

 당뇨병이라고 진단하는 기준이 '공복 시 혈당값이 126mg/dL 미만인지 아닌지'로 결정된다고 해도 그것이 어떤 의미를 가지는지 모르는 사람도 있다. 그리고 일단 당뇨병이 된 뒤에는 두 번 다시 예전의 건강한 상태로 돌아갈 수 없다는 사실도 좀처럼 받아들이지 못한다.
 가령 24시간 금식한 뒤에 공복 시 혈당값을 측정한다고 가정해보자. 그러면 100mg/dL으로 내려가기도 한다. 그러면 '혈당값이 표준값까지 내려갔다. 당뇨병을 완치했다!'며 함박웃음을 지을지도 모른다. 그러나 그렇지 않다.

 건강한 사람과 당뇨병이라고 진단받은 사람이 큼지막한 장어구이를 먹었다고 상상해보자. 건강한 사람은 아무리 큰 장어구이를 먹었다고 해도 혈당값은 140mg/dL 미만이다. 장어 3마리를 구워 먹은 뒤 덮밥 한 그릇을 먹어도 절대 140mg/dL을 넘지 않는다. 마찬가지로 공복 시 혈당값도 절대 110mg/dL을 넘지 않는다. 전날 과음을 했든 과식을 했든 10시간 금식한 뒤에 측정한 공복 시 혈당값은 반드시 110mg/dL 이하이다.

한편 당뇨병이라고 진단받은 사람은 어떨까? 가령 식사 직전의 공복 시 혈당값이 100mg/dL이었다고 해도 장어를 먹은 지 2시간 뒤 혈당값은 140mg/dL을 훌쩍 넘는다. 어쩌면 200mg/dL 이상으로 치솟을지도 모른다. 혈당값이 다소 내려갔다고 해도 이전의 건강한 몸으로는 돌아가지 않는 것이다.

비록 당뇨병을 고치지는 못해도 합병증은 막을 수 있다. 따라서 노력의 중요성을 알아야 한다.

09 인생을 완전히 바꿔놓는 합병증
… 모세혈관이 밀집된 곳을 덮친다

당뇨병에는 자각증상이 없다. 혈액 속에 당이 증가했다고 하여 배가 아프거나 열이 나는 것은 아니다. 그럼에도 불구하고 어째서 이토록 혈당값을 신경 쓰는 것일까? 그것은 당뇨병이 무시무시한 합병증을 동반하기 때문이다.

만성 합병증은 혈당값이 높아진 뒤 10년, 20년이라는 긴 세월이 지나서야 비로소 증상으로서 나타난다. 고혈당 상태를 방치한 탓으로 '어느 날 갑자기' 엄청난 사태에 빠지게 된다.

당뇨병의 3대 합병증은 다음과 같다.

❶ 당뇨병 망막증
눈 안에 있는 망막의 작은 혈관인 모세혈관에 혹이 생겨 안저출혈을

일으키는 병이다. 심해지면 증식망막증으로 옮겨가서 갑자기 많은 출혈을 일으켜 실명에 이르기도 한다.

❷ 당뇨병 신증

신장에서 여과작용을 담당하는 사구체에 이상이 생겨 혈액 속에 있는 노폐물을 소변으로 처리하지 못하는 병이다. 병이 더 진행되면 신부전이 되어 생명 유지를 위해 혈액을 인공적으로 깨끗하게 하는 '인공투석'이 필요하다.

❸ 당뇨병 신경증

고혈당 상태가 오래 지속되면 '소르비톨(sorbitol)'이라는 물질이 만들어지는데, 그것이 신경세포에 축적되어 신경장애를 일으킨다. 피부 궤양, 발의 괴저, 남성의 발기 장애가 대표적이다. 3대 합병증 가운데 가장 먼저 일어나는 증상이다.

이들 3대 합병증은 실로 무서운 병이지만, 그 밖에도 동맥경화에 의한 심근경색, 뇌경색, 안면신경통, 설사·변비, 손발 저림, 배뇨 장애 등의 합병증을 꼽을 수 있다.

<u>이들 합병증에는 공통점이 있다. 그것은 모세혈관이 밀집되어 있는 부분에서 발생한다는 것이다.</u>

혈당값이 높아져 혈액이 끈적거리는 상태가 되면 가는 혈관일수록 막히기 쉽다. 예컨대 망막의 모세혈관이 막히거나 끊기면 소량의 출혈이

일어난다. 초기에는 혈관이 재생되기 때문에 큰일은 벌어지지 않는다. 그러나 이 같은 작은 출혈이 빈번히 일어나고 재생되지 못한 상태에서 돌연 대량의 출혈이 일어난다. 그 같은 일이 신장이나 손끝, 발끝에서도 똑같은 일어난다.

당뇨병은 완치되지 않지만 합병증은 얼마든지 막을 수 있다. 하루라도 빨리 고혈당 상태에서 벗어나는 것이 그 무엇보다 중요하다.

증상이 나타나는 데 10년이라는 시간이 걸린다는 것은 그만큼 개선할 기회가 많다는 것을 의미한다. 따라서 혈당값을 낮추기 위해 적극적으로 노력하려는 마음가짐을 잊지 말아야 할 것이다.

⟨당뇨병이 초래하는 만성 합병증⟩

3대 합병증		
당뇨병 망막증	당뇨병 신증	당뇨병 신경증
눈 안쪽에 있는 망막의 모세혈관에 작은 혹이 생겨 안저출혈을 일으킨다. 자각증상이 거의 없기 때문에 방치하기 쉽고 증식망막증으로 발전하여 돌연 대량의 출혈을 일으켜 실명에 이른다.	신장의 여과작용을 맡고 있는 사구체에 이상이 생겨 혈액 속에 있는 노폐물을 소변으로 처리하지 못해 신부전으로 진행된다. 생명 유지를 위해 정기적으로 혈액의 인공투석을 해야 한다.	가장 빈도가 높고 조기에 나타나는 합병증이다. 고혈당인 상태가 오래 지속되면 소르비톨이라는 물질이 만들어지고, 이것이 신경세포에 쌓여서 신경장애를 일으킨다. 피부 궤양이나 괴저, 배변 이상이나 발기기능이 저하되는 증상이 나타난다.

그 밖의 합병증		
동맥경화	고혈압	발의 괴저
당뇨병 진단을 받은 뒤 10년쯤 지나면 동맥경화가 일어난다고 알려졌지만, 대사증후군의 위험요소이기도 하듯이 당뇨병 예비군에도 위험요소로 작용한다.	엄밀히, 합병증이라고 말할 수는 없다. 하지만 당뇨병 환자는 고혈압 증상을 동반하기 쉬워서 대사증후군의 위험요소를 하나 더 가지게 된다.	신경장애나 혈액순환이 나빠짐으로써 궤양이나 괴저가 쉽게 일어난다. 감각도 둔화되어 이른 시기에 이상을 알아차리지 못해 대처가 늦어지고 결국 절단하는 일이 벌어지기도 한다.

참고자료: 《혈당값을 현저히 낮추는 요령을 아는 책》, 이타쿠라 히로시게

10 고혈당에서 합병증까지 이르는 연쇄반응

합병증이 왜 일어나는 것일까? 이에 대하여 좀 더 자세히 살펴보자.

만성적인 고혈당 상태가 이어지면 적혈구가 혈관 속에서 원활하게 이동할 수 없게 되는데, 특히 가느다란 혈관에서의 혈액의 흐름이 나빠진다. 게다가 혈전이 쉽게 생겨서 신체 각 조직으로 산소나 영양분의 운반이 막힌다.

또한 포도당은 단백질과 결합하는 성질이 있어서 혈관 안에서 유해물질인 산화 단백질을 만든다. 이것이 혈액을 오염시키고 끈적끈적한 상태로 만들며, 흐름이 나빠진 혈액은 모세혈관이나 동맥에 악영향을 끼친다.

혈액이 끈적끈적한 상태가 되면 혈관 세포는 다량의 효소를 분비하여 포도당을 처리하려고 한다. 이때 포도당은 소르비톨이라는 물질로 변하여 세포 밖으로 나온다.

그러나 효소가 포도당을 처리하는 것보다 포도당이 소르비톨로 변화하는 양이 많으면 소르비톨은 혈관 세포에 쌓이기 시작한다. 그러면 삼투압을 유지하려고 세포 안으로 물이 흘러들어와 혈관 세포가 팽창한다. 이것이 고혈압의 직접적인 원인이 되는 것이다. 그 밖에 혈류나 효소 운반에 장애를 일으키기도 한다.

이와 같은 일이 서서히 시간을 들여 몸속에서 진행된다. 그런데 정작 당사자는 이런 중대한 상황이 자신의 혈관에서 일어나고 있다는 것을 자각하지 못한다. 그러는 동안에 상황은 점점 더 나빠진다.

<u>그리고 온몸을 에워싸고 있는 말초 신경세포가 손상되어 지각신경, 운동신경, 자율신경에 영향을 미치면 여러 신경장애가 일어나기 시작한다.</u> 마침내 당사자가 자각하는 상태가 되었을 때는 이미 손쓰기에는 너무 늦어버리는 일이 적지 않다.

47쪽의 그래프 1-4를 보자. 이것은 당뇨병 환자와 건강한 사람에게 포도당 부하시험을 실시하고 28년에 걸쳐 그 결과를 조사한 흥미로운 데이터이다.

당뇨병 환자는 당뇨병을 진단받기 12년 전부터 공복 시 혈당값과 식후 2시간 뒤의 혈당값이 건강한 사람에 비해 조금씩 높다. 그리고 3년 뒤 경계형이 되고 어느 날 갑자기 댐이 터지듯 혈당값이 뛰어오른다.

이것이 오랜 세월 고혈당 상태를 방치하면 당뇨병을 일으키는 구조이다. 이 사례에서 경계형으로 지낸 기간은 9년이나 된다. 그동안에 혈관은 지속적으로 상처 입고 신경은 손상되었다.

이렇게 된 이상, 그래프의 선을 원래대로 돌려놓기는 불가능하다.

1-4. 당뇨병이 되기까지의 시간 경과의 사례

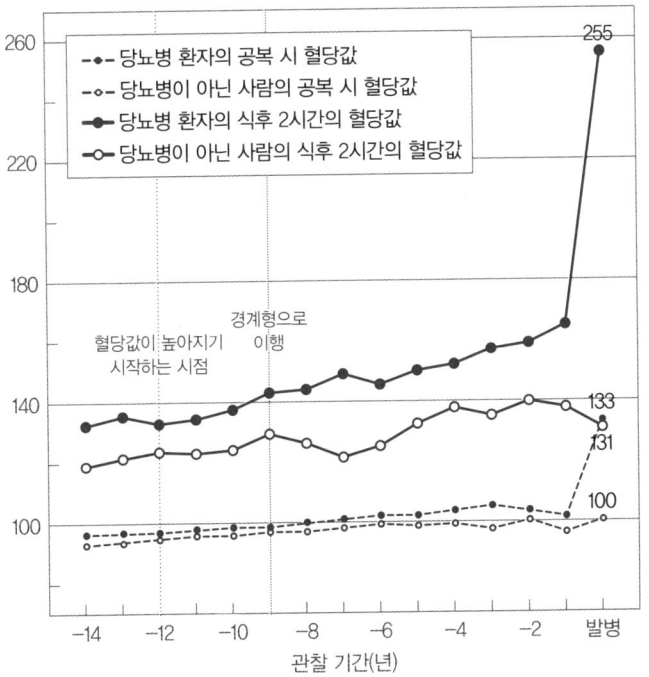

참고자료: 《당뇨병의 1차 예방》, 이토 치카코

건강한 사람의 공복 시 혈당값은 늘 110mg/dL 미만이지만, 당뇨병 환자는 해마다 조금씩 착실히 높아진다. 당뇨병 환자의 그래프로도 알 수 있듯 혈당값은 결코 갑자기 높아지는 것이 아니다. 오랜 시간에 걸쳐 생활습관에 의해 당뇨병이 된다는 것을 알 수 있다.

# 암이나 알츠하이머병과도 관계있다

고혈당 상태가 오랫동안 지속되면 혈관이 상처를 입고, 그 결과로 신경, 안구, 신장 등 모세혈관이 밀집되어 있는 부분에서 합병증이 생기기 쉽다고 전술하였다.

그러나 끈끈해진 혈액으로 상처를 입는 것은 동맥경화 등 굵은 혈관도 예외가 아니다. 게다가 고혈당은 고혈압과도 관련성이 깊어서 고혈당으로 고혈압이, 고혈압으로 고혈당이 초래된다는 사실도 밝혀졌다. 여기에 중성지방이나 콜레스테롤의 문제가 더해지면 혈관병을 일으킬 위험성은 한층 더 커진다.

심장병은 암에 이어 일본인에게 두 번째로 많은 사망 원인이고, 뇌졸중은 세 번째를 차지한다. 심장병과 뇌졸중을 합치면 전체 사망 원인의 약 3분의 1을 차지한다. 따라서 당뇨병은 사망과 직결된 질병이라고 할 수 있다.

　당뇨병 환자에게 가장 많은 사망 원인은 암으로 알려졌는데, 23.5% 라는 데이터가 있다. 더욱이 최근 연구에 의하면, 당뇨병 환자는 담낭암, 간암의 발병률이 정상인의 3배가 넘는다.
　이 사실로 당뇨병과 암은 깊은 관계가 있다는 것을 알 수 있다. 당뇨병이라는 진단을 받았다면 암 검진도 게을리해서는 안 된다.

　또한 당뇨병과 알츠하이머병과의 관련성에 관한 보고도 있다. 고혈당이 사고력 저하나 졸음을 유발한다는 사실은 이미 입증되었는데, 알츠하이머병의 원인이라고 해도 이상할 게 없다. 따라서 뇌 MRI를 정기적으로 찍어보는 등 체계적으로 관리할 필요가 있다.

사소한 자각증상을 얕잡아보지 마라
… 당장 검사받자

흔히 당뇨병은 자각증상이 없는 '침묵의 살인자'라고 부르기도 한다. 분명 10년에 걸쳐 조용히 건강을 갉아먹는 것을 보면 참으로 냉혹한 암살자 같다. 하지만 자각증상이 전혀 없는 것은 아니다. 오른쪽의 〈당뇨병·당뇨병 예비군을 위한 자각증상 체크표〉에 있는 여러 증상이 나타난다면 혈당값이 높아져 있을 가능성이 있다.

특히 '목이 마르다', '물을 많이 마신다', '식후 졸음이 온다', '한밤중에 화장실에 가는 일이 잦다'는 증상은 얕잡아볼 수 없는 신호이다.

'목이 마르다'와 '한밤중에 화장실에 간다'는 증상은 혈액 속에 가득한 당을 소변을 통해 몸 밖으로 배출하려는 것이다. 초기 고혈당 상태에서 일어나는 증상으로 알아차리기 쉬운 자각증상이다.

당뇨병・당뇨병 예비군을 위한 자각증상 체크표

1 최근 살이 쪘다. ☐

2 아침에 잠에서 깨는 게 힘들다. ☐

3 몸을 좀 움직였을 뿐인데 금방 지친다. ☐

4 금방 배가 고프고 많이 먹어도 포만감을 느끼지 못한다. ☐

5 화장실에 가는 횟수가 늘고 소변양이 많다. ☐

6 목이 자주 마르고 수분을 다량 섭취한다. ☐

7 잘 먹는데 살이 빠진다. ☐

8 계단을 오르내리는 정도로 가슴이 뛰고 숨이 가쁘다. ☐

9 피부가 건조하고 가렵다. ☐

10 다리가 쉽게 붓고 때때로 쥐가 난다. ☐

11 손끝, 발끝이 저릴 때가 있다. ☐

12 눈이 침침하거나 사물이 흐릿하게 보일 때가 있다. ☐

13 식후에 졸음이 온다. ☐

'쉽게 피로감을 느끼는 것'은 인슐린의 작용이 둔해져 당이 원활하게 에너지원이 되지 않고 있음을 뜻한다. '먹지만 살이 빠지는 것'은 지방을 연소시켜 필요한 에너지로 이용하고 있기 때문이다.

고혈당 상태는 뇌신경에 영향을 미치기도 하여 혈당값이 250mg/dL을 넘으면 여지없이 사고력 저하, 졸음과 함께 쉽게 피로감을 느끼게 된다. 반대로, 높은 혈당값을 낮춘 사람은 '식후 머리가 멍해지는 증상이 사라졌다'고 말한다.

고혈당은 면역력을 저하시키기 때문에 감기에도 쉽게 걸리고 또 일단 감기에 걸리면 좀처럼 낫지 않는다. 그리고 베인 상처도 좀처럼 낫지 않는다. '좀 이상하다'는 생각이 들면 병원을 찾아가보자.

또한 다음과 같은 자각증상이 있으면 말초신경까지 침범하여 이미 합병증 단계로 접어들었을 우려가 있다. 심각한 병이 되기 전에 적절한 치료를 받자.

- 손끝, 발끝이 저리다.
- 발바닥에 무엇인가 붙어 있는 것 같은 느낌이 든다.
- 종아리에 쥐가 난다.
- 눈이 침침하다.
- 시력이 갑자기 떨어졌다.
- 다리가 붓는다.

13 내장지방이 쌓인 사과형 비만은 위험하다

당뇨병과 깊은 관계가 있는 것이 비만이다.

'살찐 사람은 많이 먹기에 쉽게 당뇨병이 된다'고 생각하는 사람이 많은데, 최근에 과학적으로도 연관성이 깊다는 사실이 입증되었다.

그런데 한마디로 비만이라고 하지만, 크게 두 가지 타입으로 나눌 수 있다.

하나는 배나 엉덩이 주변에 지방이 쌓이는 '피하지방형 비만'이다. 주로 하반신이 비대해지기 때문에 '배형 비만'이라고 한다.

다른 하나는 복부와 장 주변에 지방이 쌓이는 '내장지방형 비만'인데, 이것은 몸통 전체가 비대해지기 때문에 '사과형 비만'이라고 한다. 중장년 남성에게서 자주 볼 수 있는 타입이다.

둘 중에서 당뇨병인 사람이 주의해야 하는 것은 배만 볼록 나오는 사과형 비만으로, 장 주변에 있는 피막의 일부인 장간막이나 간에 내장지방이 다량 쌓인다는 특징이 있다. 내장지방은 세포 자체의 크기가 크고 세포분열을 하지 않는다.

내장지방이 나쁜 것은 비대해진 지방세포에서 인슐린의 작용을 방해하는 물질이 분비되기 때문이다. 이것을 두고 '인슐린 저항성이 생긴다'고 말한다. 온 힘을 다해 이미 한계에 이른 인슐린의 작용을 방해한다.

그래프 1-5를 보면, 비만일수록 당뇨병이 될 확률이 높다는 것을 알 수 있다.

또한 인슐린 저항성이 생기면 혈당값이 낮아지지 않을 뿐 아니라, 지질이상이나 고혈압의 원인이 되기도 하여 동맥경화를 일으킨다. 내장지방은 백해무익하다.

바로 이런 이유에서 비만이 되면 혈당값이 높은 사람은 가장 먼저 살부터 빼야 한다. 여기서 희망적인 이야기가 있다. 내장지방은 피하지방에 비하여 식사요법이나 운동요법으로 쉽게 뺄 수 있다는 것이다. 결국 '의욕'만 있다면 얼마든지 내장지방을 줄일 수 있고, 그에 따라 자연스럽게 혈당값도 낮아진다.

비만관리에는 BMI(Body Mass Index, 신체질량지수)가 사용된다. 계산식은 그래프 1-5의 아래의 〈비만도를 확인하자〉와 같다.

일본비만학회의 기준으로는 BMI 25 이상이면 비만이라고 정의한다. 비만에서 탈출하여 건강한 몸이 되자.

1-5. 비만인 사람과 비만이 아닌 사람의 당뇨병 이행률의 차이

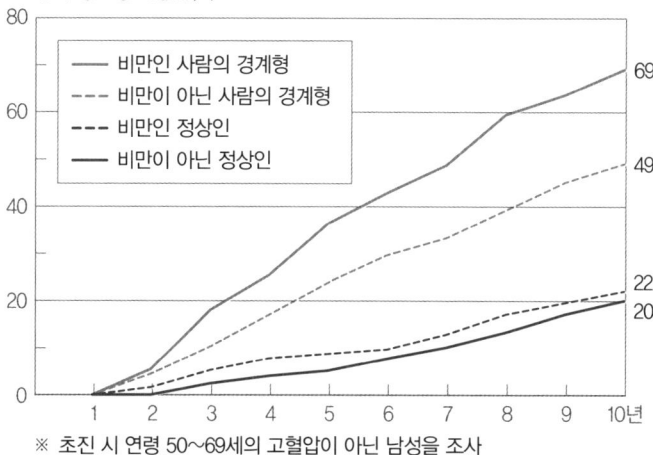

※ 초진 시 연령 50~69세의 고혈압이 아닌 남성을 조사

참고자료: 《당뇨병의 1차 예방》, 이토 치카코

〈비만도를 확인하자〉

체지방의 양으로 표준체중을 산출하는 국제기준 BMI(신체질량지수)는 아래의 계산식으로 구한다.

$$BMI = 체중kg \div (신장m \times 신장m)$$
$$표준체중 = (신장m \times 신장m) \times 22.0$$

예 신장 165cm에 체중 69.0kg의 사람이라면…
BMI = 69.0kg ÷ (1.65m × 1.65m)의 계산으로 BMI는 약 25.3
표준체중 = (1.65m × 1.65m) × 22.0의 계산으로 표준체중은 약 59.9kg

일본비만학회의 BMI지수 기준 판정	
BMI=22.0	표준체중
BMI<18.5	마른 체중
18.5≦BMI<25.0	보통 체중
BMI≧25.0	비만 체중

참고자료: 《혈당값을 현저히 낮추는 요령을 아는 책》, 이타쿠라 히로시게

14 식후에만 혈당값이 치솟는 숨은 고혈당에 주의

 집에서 매일 아침 측정하는 혈압이 정상이라도 업무 중 혈압이 오르는 증상을 '직장 고혈압', 또는 좀처럼 발견하기 어렵다는 이유에서 '숨은 고혈압'이라고 부른다. 방송에서도 다룬 적이 있어 널리 알려진 말로, 여러분도 한 번쯤 들어본 적이 있을 것이다.
 그렇다면 혈당값에도 '숨은 고혈당'이 있다는 것을 짐작할 수 있을 것이다.
 이것은 공복 시 혈당값이 정상이라도 식사 직후에만 혈당값이 급상승하는 증상이다. 건강검진만으로는 좀처럼 발견할 수 없다.

 여기서 47쪽의 그래프 1-4를 다시 한번 보자.
 12년이라는 잠복기간을 거쳐 당뇨병으로 진단받은 사람의 충격적인 기록이었다. 주목해야 할 점은 공복 시 혈당값의 상승보다도 식후 2시간에 측정한 혈당값의 상승이 극적이라는 것이다.

결국 이 사례로 알 수 있듯이, 공복 시 혈당값은 건강한 사람과 크게 다르지 않아도 식후에 급상승, 하물며 고혈당 상태가 장시간 지속(시간이 지나도 떨어지지 않는다)되는 것이 큰 문제이다.

건강검진에서 공복 시 혈당값이 높지 않아도 51쪽에 제시한 자각증상이 느껴진다면 의사와 상담해보는 것이 좋다. 자신도 모르는 사이에 숨은 고혈당이 되어 있을 가능성이 있기 때문이다.

처음에는 '혈당값이 다소 높을' 뿐이지만 그 상태가 오래도록 이어지면 '경계형'이 되고 10년 뒤, 20년 뒤에는 '당뇨병'이 되는 경우도 드물지 않다.

여하튼 조기 발견, 조기 치료가 제일이다.

15 스스로 혈당값을 측정할 수 있다면
… 자가혈당측정기를 이용하는 방법

혈당값 관리를 위해 스스로 혈당을 측정할 수 있다면 매우 편리하다. 공복 시 혈당값은 물론 식후에 얼마나 상승하는지, 무엇을 먹었을 때 상승폭이 큰지 등등을 파악하여 면밀한 대응이 가능하기 때문이다.

혈당측정기라 불리는 기기는 약국이나 인터넷에서 살 수 있다. 이 기기를 사용하면 단 몇 초 만에 정확한 혈당값이 액정화면에 표시된다.
 과거의 문제점을 개선하여 손쉽게 사용할 수 있는 제품들이 많이 나와 있다. 인터넷으로 검색하면 여러 제품을 볼 수 있는데 의사와 상담한 뒤 구매하면 좋다.

혈압계가 보급되어 가정에서 측정하는 혈압이 치료 기준이 된 것처럼, 혈당계를 간단히 사용할 수 있게 됨으로써 고혈당 치료는 보다 쉬워졌다. 혈당값을 스스로 측정할 수 있다면 그때마다 자신의 혈당이 어떠한지 정확히 파악할 수 있기 때문이다.

그런데 혈당계는 바늘로 손가락 끝을 찔러 혈액을 채취해야 하므로 일본의 후생노동성에서는 적극적으로 권하지는 않는다.

앞으로 채혈할 필요 없이 혈당값을 측정할 수 있는 기기가 개발될지도 모른다. 그렇게 된다면 혈당값을 측정하기가 더욱 손쉬워지기 때문에 혈당계가 널리 보급될 것이다.

당뇨병 중 95%가 2형 당뇨병

… 그 밖의 질병이 원인이 되기도

당뇨병은 몇 가지 타입으로 분류되는데, 어떤 타입이든 인슐린의 분비량이 부족하다는 공통점이 있다. 그러나 그 원인은 각각 다르다.

❶ 1형 당뇨병

인슐린을 생성하는 췌장의 랑게르한스섬 β세포가 면역 이상에 의해 파괴되어 인슐린을 충분하게 분비하지 못하는 병이다. 치료 방법이 없어 인슐린 주사로 보충해주어야 한다. 비만이나 생활습관과는 관계가 없다. 15세 이하의 어린아이에게서 발병하는 것이 특징이다.

❷ 2형 당뇨병

생활습관, 유전, 스트레스 등의 요인이 얽혀서 발생하는 당뇨병이다.

〈1형 당뇨병과 2형 당뇨병의 특징 비교〉

분류	1형	2형
환자 비율	3% 이하	95% 이상
발병 원인	자가면역이상에 의한 췌장 β세포의 파괴 등	유전인자에 환경요인이 더해져 발병
발병 연령	15세 이하에 발병하는 경우가 많지만 중장년에 발병하기도 한다.	40세 이상에 많지만 젊은 층의 발병이 증가하고 있다.
발병	급격	자각증상이 없는 상태로 서서히 진행
가족력	가족 내 발병은 2형보다 적다.	가족 내 혈연자에 때때로 당뇨병 환자가 있다.
비만도	관계없다.	비만 또는 과거의 비만과 관계가 있다.
치료	인슐린 주사	식사·운동요법이 핵심. 약물치료, 인슐린 주사를 하기도 한다.
합병증	혈당 관리에 실패하면 발병한다.	

참고자료: 《당뇨병 치료 가이드 2004-2005》, 일본당뇨병학회

1형 당뇨병은 약물치료나 식이요법은 거의 효과가 없어 인슐린 주사가 유일한 치료 방법이다. 2형 당뇨병은 당뇨병 전체의 95%를 차지하는 현대병으로 편식에 의한 비만, 운동 부족 등 생활습관을 주요 원인으로 꼽는데, 유전도 또 다른 원인임이 밝혀졌다.

전체 당뇨병 중 95% 이상이 이 타입으로, 이 책도 2형 당뇨병을 대상으로 한다. 식이요법, 운동요법, 스트레스 해소, 생활습관의 개선으로 좋아질 수 있다.

❸ 그 밖의 특정 질환

췌장의 β세포나 인슐린 작용의 전달에 관하여 유전자 이상으로 생기는 당뇨병이다. 그 밖에 간질환, 내분비선 질환, 췌외분비 질환, 감염증을 원인으로 꼽을 수 있다.

❹ 임신성 당뇨병

임신 중 발병 또는 임신 중 발견되는 내당기능이상이다. 보통은 출산한 후 회복된다. 단, 출산할 때까지 혈당값이 높아지지 않도록 관리할 필요가 있다.

제2장

식습관 개선으로 혈당값을 낮춰라

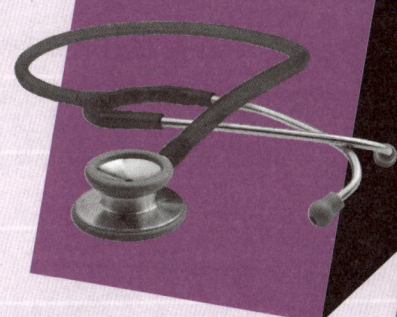

01 탄수화물과 당분의 과잉섭취가 고혈당을 부른다

 자, 이제부터는 실제로 어떻게 하면 혈당값을 낮출 수 있는지 요모조모 방법을 생각해보자. 먼저, 식생활이다. 고혈당이 되는 것은 섭취한 영양분에 일차로 그 원인이 있기에 최고의 지름길은 식습관을 개선하는 것이다.

 여기서 문제를 내보자. 당뇨병 경계형이라고 진단받은 A 씨는 먹는 것을 몹시 좋아한다. 물론 그 자신도 절제해야 한다는 것을 잘 알고 있지만 무심코 먹게 된다. A 씨가 사흘 동안 섭취한 아래의 저녁식사 중에서 가장 먹어서는 안 되는 것은 무엇일까?

❶ 월요일 : 직장 동료가 생일을 맞이하여 축하 모임에 참석했다. 마침 무한리필 고깃집에서 모임을 하여 배가 터지도록 마음껏 먹었다.

❷ 화요일 : 거래처 사장님이 저녁식사에 초대하여 고구마 소주로 건배를 하고 참치 뱃살, 오징어회, 도미회와 장어, 계란을 대접받았다.

❸ 수요일 : 10시가 넘도록 야근을 했다. 저녁밥을 먹을 시간이 없어서 국숫집에서 우동을 먹었다. 저녁이 좀 부실했는지 여전히 출출해 귀갓길에 편의점에서 평소 즐겨 먹는 감자샐러드 샌드위치와 슈크림빵, 포도를 사 와서 야식으로 먹었다.

문제의 답은 나중에 말하기로 하고, 혈당값이 높아지는 메커니즘을 다시 생각해보자.

왜 혈당값이 높아질까? 인슐린이 분비되지 않게 되기 때문인데, 설상가상으로 인슐린의 효과도 떨어진다.

왜 인슐린이 분비되지 않게 되는걸까? 혈액 속에 포도당이 많은 상태가 지속되면 췌장은 온 힘을 다하여 인슐린을 분비하다가 결국 지치고 만다.

다시 말해, 최악의 요인은 혈액 속의 포도당이다. 포도당이 많아지는 원인은 다음과 같다.

❶ 탄수화물의 과잉섭취 : 탄수화물이란 밥, 우동, 국수, 파스타 등이다. 그 밖에도 감자나 고구마, 콩에 다량 들어 있다. 혈당값을 올리기 가장 쉬운 식품이다.

❷ 당분의 과잉섭취 : 과자나 케이크, 주스에 들어 있는 설탕, 과일에 들어 있는 포도당은 단순당질이다. 단순당질은 혈당값을 단숨에 올리지는 않지만

지방을 증가시켜 인슐린의 작용을 떨어뜨린다. 그 결과로서 고혈당이 되어 버린다.

❸ **빨리 먹기와 굶었다가 먹기** : 굶어 허기진 상태에서 한 번에 많은 양의 식사를 하면 한꺼번에 흡수되기 때문에 혈당값이 급격히 상승한다.

여기에 다음의 조건이 갖춰지면 악순환에 빠진다.

❶ **비만** : 장이나 간에 붙어 있는 내장지방에서 인슐린의 작용을 저해하는 물질을 분비하기에 췌장이 피폐해진다.

❷ **운동 부족, 활동 부족** : 과식해도 운동으로 충분히 소비하면 혈당값은 오르지 않는다. 사무실에 앉아 있기만 한다면 당연히 활동량은 줄어든다.

〈퀴즈! 피해야 하는 식사는?〉

A 씨의 3일간의 저녁식사 중에서 가장 바람직하지 않은 식사는 어느 것일까?(정답은 68쪽에서 설명한다.)

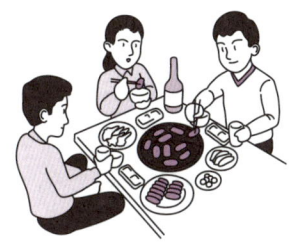

 무한리필 고깃집에서 마음껏 먹었다.

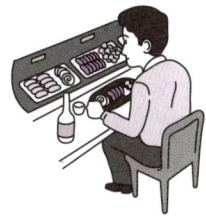

화요일 일식집에서 참치회, 오징어회, 도미회에 장어, 계란을 먹고 고구마 소주를 마셨다.

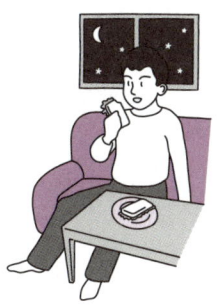

수요일 국숫집에서 우동을 먹고 야식으로 감자샐러드 샌드위치와 슈크림빵, 포도를 먹었다.

02 밥보다 고기를

… 약간의 지식이 혈당값을 낮춘다

혈당값이 오르는 메커니즘을 살펴보았는데 앞서 제시한 문제의 답을 생각해보자.

월요일, A 씨는 동료와 무한리필 고깃집에 갔다. 당뇨병 경계형인 A 씨는 체력이 좋고 다소 비만이니 틀림없이 많이 먹었을 것이다.

언뜻 혈당값에 좋지 않은 영향을 미쳤을 것 같지만 사실 그렇지 않다. 왜냐하면 고기에는 탄수화물이 거의 없기 때문이다. 물론 비빔밥이나 국밥 등의 밥류를 먹어서는 안 된다. 그러나 고기와 야채만 먹는다면 혈당값은 그다지 오르지 않는다.

단, 고기의 과잉섭취는 중성지방을 증가시켜 비만의 원인이 된다. 이 점은 주의할 필요가 있는데, 석쇠에 고기를 구우면 지방이 아래로 떨어지기 때문에 지나치게 신경 쓰지 않아도 된다. 동료와 즐겁게 식사했다면 스트레스 해소의 효과도 기대할 수 있다.

그렇다면 화요일 일식집에서의 식사는 어떨까?

여기서 주의할 점은 식사로 나온 것은 초밥이 아닌 회라는 사실이다. 밥을 먹지 않았기에 탄수화물의 섭취는 없었다. 이것은 혈당값을 낮추는 데 매우 이상적인 식사라고 할 수 있다.

오징어나 계란에는 콜레스테롤이 있지만 1인분 정도이기에 신경 쓰지 않아도 된다. 오히려 너무 지나치게 신경 쓰면 식사를 즐길 수 없다. 무엇보다 무리하지 않는 식이요법이 최고다.

여기서 마음에 걸리는 것은 고구마 소주이다. 고구마는 전분 덩어리로 포도당을 다량 함유하고 있어서 그것으로 만든 소주도 나쁠 것 같지만 여기에 함유된 탄수화물은 제로다. 술에 대해서는 85쪽에서 자세히 설명한다.

수요일에 A 씨는 업무가 바빠서 회사 근처 국숫집에서 우동으로 저녁 식사를 간단히 마쳤다. 그리고 잠자리에 들기 전에 감자샐러드 샌드위치와 슈크림빵, 포도를 먹었다. 얼핏 소박하고 건강한 메뉴처럼 보이지만, 사실 이것이 가장 나쁜 식사이다.

우동, 빵, 감자샐러드, 슈크림, 포도를 보면 곡물의 전분과 과자, 과일로 대개가 탄수화물이나 당분을 함유한 것들뿐이다. 이것으로 식후 혈당값의 상승은 피할 수 없다.

하물며 이날 A 씨는 혼자 식사를 했다. 대식가인 A 씨는 우동과 샌드위치를 단숨에 집어삼켰을 게 분명하다. 빨리 먹는 것도 혈당값을 급상승시키는 나쁜 행동임을 떠올려보자.

여러분은 답을 맞혔을까? 식이요법에 의한 혈당값 제어는 약간의 지식만 있으면 쉽게 할 수 있다.

# 식품의 혈당지수를 체크하라
… 검은색을 선택하면 실패하지 않는다

 탄수화물이 혈당값을 높인다고 해도 모든 식품이 다 그렇지는 않다. 밥에도 여러 종류가 있고 혈당값을 높이는 방식은 제각기 다르다. 가급적 혈당값을 올리지 않는 식품을 선택하는 것이 무엇보다 중요하다.
 72쪽의 표〈식품의 혈당지수〉를 보자. 이것은 혈당지수(Glucose Index)를 나타낸 표이다.
 혈당지수가 높은 곡물은 식후 혈당값을 즉각적으로 상승시키고 이렇게 높아진 혈당값은 좀처럼 떨어지지 않는다. 혈당지수가 낮은 곡물은 식후에 비록 혈당값이 올라도 완만한 곡선을 그리며 상승한다. 여러 차례 말했듯이 가장 나쁜 것은 식후의 혈당값이 급격히 치솟는 것이다. 그 점에서 혈당지수는 매우 도움이 된다.

⟨식품의 혈당지수⟩

밥류의 혈당지수	정제된 백미	84
	팥밥	77
	배아정미	70
	납작보리	65
	현미	56
빵의 혈당지수	과자빵류	95
	식빵	91
	롤빵	83
	베이글	75
	호밀빵(전립분)	55
면류의 혈당지수	쌀국수	88
	우동	80
	소면	68
	스파게티	65
	중화면	61
	메밀	59
	전립분 파스타	50

참고자료: ⟨당뇨병의 혈당값을 낮추는 200% 기본 요령⟩, 이타쿠라 히로가케

예컨대 밥류의 혈당지수를 비교해보자. 백미는 84인데, 이 수치는 현미의 56에 비하여 1.5배나 높다. 이것은 상당히 큰 차이라고 할 수 있다.

백미는 쌀겨를 벗기고 배아를 깎아 만든 쌀이다. 과거 반질반질 윤기 나는 흰쌀밥은 부자들이나 먹는 음식이었다. 하지만 사회가 근대화되면서 일반식이 되었고 지금은 '쌀'이라고 하면 백미를 가리킨다. 결국 백미는 현대인의 사치스러워진 식생활을 상징한다고 볼 수 있다.

그런데 현미는 시골밥상을 연상시키지만 깊은 맛만큼은 결코 뒤지지 않는다. 또한 오래 씹어야 하기에 흡수되는 데 꽤 많은 시간이 걸려서, 고혈당이라는 문제를 가지고 있는 인체에는 일석이조의 식품이다.

매일 먹는 밥을 백미에서 현미로 바꾼다. 매우 간단한 일이지만 효과는 만점이다.

현미와 더불어 최근에는 오곡미가 인기 있다. 찹쌀, 보리, 밤, 수수, 콩 등의 잡곡을 백미에 섞어 밥을 짓기도 한다. 영양가도 우수하고 적은 양의 쌀로 만족감을 얻을 수 있어 좋은 평가를 받는다. 한번 시도해보기 바란다.

빵도 마찬가지이다. 식빵의 혈당지수는 91인데 반하여 호밀빵은 55이다. 아침식사로 빵을 먹는다면 내일부터 호밀빵으로 바꾸자.

더욱이 앞에 나온 사례에서 A 씨는 감자샐러드 샌드위치를 몹시 좋아했다. 전분이 다량으로 들어 있는 감자를 사용하여 만든 감자샐러드는 혈당값을 급상승시키는 대표적인 음식이다. 하물며 그것을 흰 식빵에 끼워 만든 샌드위치는 최악의 음식이라고 할 수 있다. 맛이 좋은 것은 알겠지만 혈당을 생각해 참아야 한다.

면류 중 우동의 혈당지수는 80이지만 메밀은 59이다. A 씨는 국숫집에서 우동을 먹었다. 이것도 역시 잘못된 선택이다. 메밀에는 '루틴'이라는, 혈관을 강하게 만들어주는 성분이 들어 있다. 국숫집에서는 우동이 아닌 메밀국수를 주문하자.

자, 여기까지 식품의 혈당지수에 대하여 살펴보았는데, 알아차린 것이 있는가?
맞다. 흰색 식품이 나쁘고 검은색 식품이 좋다는 방정식이다. 이것만 기억하면 편의점에서 빵이나 즉석식품을 살 때도 실패하지 않는다. 가능하다면 검은색 식품을 선택하자.

본디 하얀색 곡물은 정제하는 과정에서 단백질이나 비타민, 미네랄, 식이섬유가 제거된 것이다. 검은색 곡물이 가진 본래의 장점을 새삼 돌이켜보는 좋은 기회이기도 하다.
여담이지만, 소금도 순도 99%의 정제염에서 천연염[1], 자연염[2], 재생염[3] 등 미네랄이 풍부한 소금으로 바꾸는 것이 바람직하다. 해수로 만

---

1 **천연염** : 암염처럼 자연히 결정화된 소금
2 **자연염** : 가공되지 않은 소금으로 염전에서 수확한 것
3 **재생염** : 자연염에 간수를 첨가한 것

든 해염[4]이나 암염[5]에는 염화나트륨 외에 미네랄이 풍부하게 함유되어 있다. 그중에는 혈관을 튼튼하게 하는 칼륨이나 마그네슘이 다량으로 들어 있는 것도 있다.

미네랄 소금은 혈압을 억누르는 데 없어서는 안 되는 식품이다.

---

4 **해염** : 바닷물로 만든 소금
5 **암염** : 돌소금

 먹는 순서를 바꾸면 혈당이 내려간다

이어서 소개할 것은 '먹는 순서'로 혈당값을 낮추는 방법이다. 먹는 순서로 혈당값이 내려간다는 게 말이 되느냐고 반문하는 사람도 있을 것이다. 일단 설명을 들어보자. 이것은 식탁에 올라와 있는 반찬의 먹는 순서를 바꾸기만 해도 혈당값을 낮출 수 있다는 획기적인 방법이다.

먼저, 처음에 먹어야 하는 것은 식이섬유가 풍부한 음식이다. 구체적으로 말하면, 우엉, 양파, 양상추 같은 채소로 여기에 버섯류나 톳 같은 해조류도 해당된다.

이들 식품을 사용하여 피클이나 샐러드를 만들어 전채 요리로 먹는 습관을 가진다. 어느 정도 공복감을 채우는 동시에 장이 원활히 제 기능을 하도록 돕는다.

다음에 먹는 것은 단백질이 많은 메인 요리다. 고기나 생선, 콩, 계란 요리가 좋다. 양질의 단백질을 섭취함으로써 몸과 혈관이 튼튼해진다.

앞서 가볍게 전채 요리를 먹었기에 공복감은 어느 정도 가라앉은 상태이다. 식이섬유는 소화하는 데 시간이 걸리기 때문인데, 메인 요리는 허겁지겁 먹지 말고 천천히 먹자.

마지막으로, 밥이나 된장국을 먹는다. 이 순서로 식사를 하면 밥을 그릇에 수북하게 담아 먹지 않아도 된다. 적당한 양의 현미로도 식사에 대하여 만족감을 느낄 수 있다.

이 먹는 순서는 프랑스 요리나 일본의 가이세키 요리에도 적용된다. 코스요리는 식사량이 많지 않아도 다 먹고 난 뒤에는 포만감이 크다. 어느 정도, 식사하는 데 시간을 들여서 전채 요리부터 시작하는 것이 요령이다.

05 하루 다섯 끼, 조금씩 자주 먹어 혈당값 낮추기

다음에 소개하는 방법은 '1일 다섯 끼'로 혈당값을 낮추는 방법이다. 혈당값을 올리는 나쁜 식습관은 굶었다가 한꺼번에 먹거나 빨리 먹는 습관이다. 이 나쁜 식습관을 해결하는 것이 1일 다섯 끼의 식사이다.

아침·점심·저녁으로 나누어 하루 세 끼를 먹는 것이 상식이다. 그런데 사실 이것은 근대 이후에 생긴 습관으로, 그 이전에는 하루에 두 끼를 먹는 게 기본이었다. 그만큼 가난했기 때문일지 모른다.

그런데 동남아시아에는 하루에 대여섯 끼를 먹는 나라도 있다. 예컨대, 아침 7시, 오전 11시, 오후 2시, 오후 5시, 밤 10시에 나눠서 먹는 것이다. 그러나 1일 다섯 끼를 먹어도 결코 과식하지 않는다. 여러 차례에 적은 양으로 나눠 먹는 것이다. 종합적으로 보면, 1일 세 끼를 챙겨 먹는 우리가 더 많은 열량을 섭취하고 있다.

 이처럼 동남아시아 사람들처럼 조금씩 여러 번으로 나누어 식사하는 것을 응용한 것이 '1일 다섯 끼'로 혈당값을 낮추는 방법이다.

 같은 양의 탄수화물을 두 번에 나눠서 섭취하는 경우에, 식사시간의 간격이 크게 벌어지면 혈당값이 높아지는 것은 똑같다. 하지만 식사하는 시간의 간격이 짧으면 두 번째 식사 이후에는 혈당값이 적게 오른다. 게다가 식사한 지 3~4시간밖에 지나지 않았으므로 공복감도 적어서 식사 속도를 적당히 제어할 수 있다.

 더구나 1일 다섯 끼를 먹기에 식사의 내용도 다양해진다. 적극적으로 1일 다섯 끼 식습관으로 바꿔보자.

 작은 그릇으로 조금 덜 먹는 습관을

흔히 건강을 위해 '조금 덜 먹기'를 권한다. 특히, 당뇨병에는 절제하는 습관이 절실하게 필요하다.

바로 이 점이 어렵다. 80%만 먹자고 굳게 다짐해도 90%, 100%를 먹고 만다고 호소하는 사람이 많다. 그런 사람에게 권하고 싶은 것이 자신의 전용 식기로 혈당값을 낮추는 방법이다.

혈당값 경계형인 A 씨는 본격적으로 혈당값을 관리하기 위해 백미를 현미로 바꾸고, 1일 다섯 끼 식사에 도전하면서 큰 성과를 보였다.

그런데 의외로 가장 어려웠던 것이 밥그릇에 밥을 다소 적게 담는 일이었다. 밥을 적게 담는 게 너무 어렵다 보니 식사의 즐거움도 줄어드는 것 같았다.

그래서 생각한 것이 본래 쓰던 것보다 작은 것으로 식기를 바꾸는 일이었다. 대신에 디자인이 예쁜 것으로 골라 만족감을 높였다.

그는 이 방법으로 큰 성공을 거뒀다. 섭취하는 밥의 양은 확실히 줄었지만 이전과 같은 만족감을 느꼈다.

이것에 만족한 A 씨는 출근할 때 자신의 작은 식기를 가지고 갔고, 단골 식당에서 그 식기에 밥을 담아 달라고 부탁했다. A 씨는 밥을 남기지 못하는 성격 탓에 외식을 하면 늘 과식했는데, 이 방법으로 과식을 해결했다.

이렇게 식습관을 개선하기 위해 노력한 결과, 85kg이던 체중이 3개월 만에 78kg으로 감소했다. 혈당값의 평균을 나타내는 헤모글로빈 A1c값도 표준 수준으로 개선되었다. A 씨는 이제 자연스럽게 식사량을 제어할 수 있게 되었다.

07 탄수화물 섭취량 줄이기에 도전

 탄수화물을 섭취하지 않는 식생활에 대하여서는, 미국의 내과의 로버트 앳킨스(Robert Atkins) 박사가 제안한 '저탄수화물 다이어트'가 널리 알려져 있다. 그는 이 방법으로 30년에 걸쳐 5만 명에 이르는 환자를 치료하여 크게 각광을 받았다.
 앳킨스식 저탄수화물 다이어트는 매일 먹는 식사에서 탄수화물을 극단적으로 줄임으로써 혈당값을 억제하는 것이다.

 저탄수화물 다이어트의 가장 큰 특징은 1일 탄수화물 섭취량을 40g으로 대폭 제한하는 대신에 고기나 생선 등의 단백질이나 지질은 마음껏 섭취하는 것이다. 식사의 만족감을 만끽하면서도 고혈당 상태에서 벗어날 수 있는 방법으로, 대다수 당뇨병 환자가 실천하고 있다.

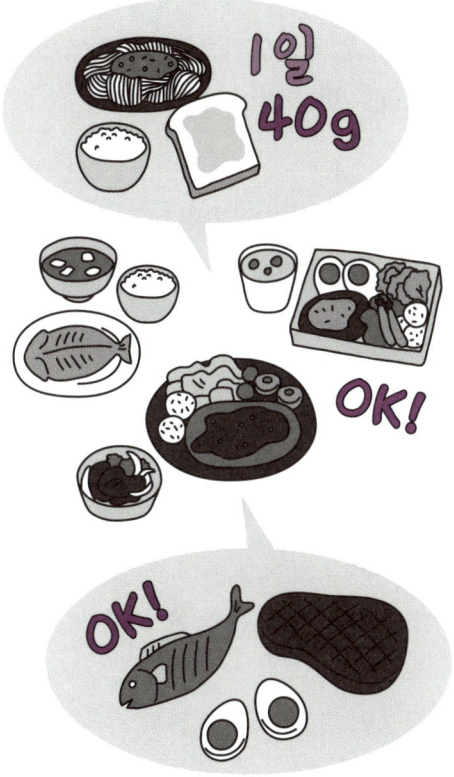

'앳킨스식 저탄수화물 다이어트'는 당분이 다량으로 들어 있는 탄수화물의 섭취량을 40g 이하로 줄이고, 당분을 대신하여 지방이 에너지원으로서 사용되는 상태를 유도한다. 탄수화물의 과잉섭취는 비만의 원인이 되고 그로 인해 인슐린 저항성이 높아져 당뇨병을 일으킬 위험이 높아지기 때문에 앳킨스식 저탄수화물 다이어트가 고안되었다.

이후 이 방법은 체중 감량을 원하는 여성들에게 인기를 얻어, 한국에서는 '앳킨스 다이어트'로 널리 알려져 있다.

탄수화물을 섭취하지 않으면 포도당의 섭취량이 급격하게 줄어들어 생존을 위한 에너지원으로서 필연적으로 지방을 연소시키게 된다. 따라서 날씬한 몸매가 된다는 원리이다.

<u>그러나 유감스럽게도, 실제로 당질제로(40g)의 식생활은 무리가 있다. 상당히 독하게 마음먹고 노력하지 않는 한 실천하기 어렵다.</u>

나는 당뇨병 치료에 임하여 탄수화물 섭취량을 180g으로 줄일 것을 권한다. 굳이 40g이라는 극단적인 식생활로 바꿀 필요는 없다. 당뇨병을 치료하기 전에 먼저, 건강을 해치고 생활의 활력도 잃을 수 있다. 심지어 사람에 따라서는 저혈당이 되면 이상하게 식욕이 왕성해지거나 오히려 지방을 축적하기 쉬운 상태가 되기도 하기 때문이다. 그러므로 극단적인 방법을 쓰기보다는 무리하지 않게 도전하는 게 좋다.

 # 소주와 위스키는 탄수화물 제로
… 그러나 절도 있게 즐기자

알코올은 혈당값에 어떤 영향을 미칠까? 여러분은 이 주제에 특히 관심이 많지 않을까?

먼저 혈당값의 천적인 탄수화물의 양으로 살펴보자. 87쪽의 표를 보자. 이 숫자에 얼굴 가득 웃음을 띠고 어깨춤을 추는 중년 남성도 있지 않을까?

맥주는 350cc 캔 1개당 13g으로 다소 높지만(그릇에 밥을 조금 적게 담은 정도) 화이트와인, 레드와인은 미량, 소주와 위스키는 0g이다. 게다가 최근에는 '당질제로'를 내세운 새로운 맥주나 일본 사케까지 등장하고 있다. 이것은 '탄수화물 제로'를 의미한다. 결국 맥주를 제외한 알코올은 마셔도 직후의 혈당값 상승이 없다.

여기에 더욱 흐뭇한 데이터가 있다.

하루에 레드와인을 한 잔씩 마시는 습관이 있는 사람은 알코올을 전혀 마시지 않는 사람보다 당뇨병 발병률이 40%나 낮다는 데이터이다. 이것은 레드와인에 함유된 폴리페놀이 체내의 활성산소를 억제하기 때문이다.

그러나 그렇다고 해서 얼마든지 마셔도 좋은 것은 아니다. 표에 나타난 '적정량'을 지키고 즐기는 게 무엇보다 중요하다.

간을 생각하면 공복일 때에 알코올을 마시는 것은 좋지 않다. 식사 순서로 말하면, 먼저 초절임이나 식이섬유가 많은 채소를 먹은 뒤에 건배하는 것이 좋다.

또한 알코올은 간에서 포도당이 나오는 것을 억제하는 작용이 있다. 약물요법에 힘을 쏟는 사람이라면 오히려 저혈당이 되지 않도록 주의해야 한다.

〈알코올의 탄수화물 함유량〉

종류	양 (cc)	탄수화물 (g)
맥주	350	13
화이트와인	120	1
레드와인	120	3
소주	45	0
위스키	45	0

참고자료: 《당뇨병 전문의에게 맡겨둘 수 없다》, 마키타 젠지

탄수화물의 함유량은 맥주가 압도적으로 많다. 맥주를 마시고 싶다면 그만큼 탄수화물을 다량으로 섭취하게 되는 밥이나 빵의 양을 줄이자.

〈혈당 제어를 위한 1일 음주량〉

맥주(5%)	캔맥주 1개(350ml)
일본 사케(12~14%)	1홉(180ml)
와인(11~14%)	1.5잔
소주(20~25%)	0.6홉(108ml)
위스키(40~43%)	50ml

※ 괄호 안은 알코올 도수

참고자료: 《혈당값을 현저히 낮추는 요령을 아는 책》, 이타쿠라 히로시게

1일 적정 음주량은 위의 표가 기준인데, 간을 위해 쉬는 날도 있어야 한다. 당뇨병 예비군인 사람이라면 주에 1~2일, 이미 당뇨병이라고 진단받은 사람은 주 2~3일은 간이 쉴 수 있는 날을 가져보자.

09 알아차리기 어려운 곳에 숨어 있는 당분

··· 모르고 먹는 식품에 주의해야

혈당값 상승을 억제하는 최대 포인트는 탄수화물, 설탕의 섭취를 억제하는 것이다. 그런데 그 안에 탄수화물이나 설탕이 들어 있는지 알지 못하는 식품이 있다. '이런 데 대량의 탄수화물이 들어 있었다니!' 하고 나중에 후회하지 않도록 감춰진 유해식품을 알아두는 것이 좋다.

맛있게 잘 볶은 채소볶음은 식탁에 빠지지 않고 오르는 반찬이다. 그런데 주의해야 할 점은 감자나 호박, 당근, 연근, 콩이다. 착한 얼굴을 한 이들 채소는 꽤 많은 탄수화물을 함유하고 있다.
게다가 조리할 때 사용하는 설탕, 맛술을 간과해서는 안 된다. 집에서 요리를 할 때는 인공감미료로 바꿀 수 있지만, 외식을 할 때는 볶음요리를 먹지 않는 게 좋다.

감춰진 탄수화물로는 녹두국수나 쌀국수를 꼽을 수 있다. 이것의 원재료는 쌀이다. 따라서 혈당값을 높인다. 또한 밀가루로 만들어진 만두피, 춘권피, 튀김옷도 주의해야 하는 식재료이다.

빵이 좋지 않다면, 아침식사를 콘플레이크나 오트밀로 바꿔야겠다고 생각하는 사람도 있을 테지만 동의할 수 없다. 콘플레이크는 옥수수, 오트밀은 귀리로 만들었으니 틀림없는 탄수화물이기 때문이다.

의외로 간과하기 쉬운 것은 되직한 수프나 중화요리의 유채나물볶음, 크림소스를 얹은 생선이나 고기요리이다. 이들 음식을 조리하는 데 사용하는 녹말에는 다량의 전분이 들어 있다. 또한 생선살을 반죽해 만든 어묵 같은 것도 제조할 때 전분을 사용한다.

스낵으로는 전병이나 껌에 주의해야 한다. 달콤한 전병은 맛있다. 그 밖에 사탕, 잼, 양갱, 단팥죽도 물론 나쁘다.

10 열량 계산으로 비만 예방

… 균형 잡힌 영양 섭취에도 신경 쓰자

비만과 당뇨병 사이에 밀접한 관계가 있다는 사실은 앞서 설명했다. 복부에 붙은 내장지방이 인슐린의 작용을 방해하는 물질을 분비하기 때문이다. 또한 비만인 사람이 혈당값을 낮추기 위해서는 다량의 인슐린이 필요하기에 췌장이 쉽게 지친다는 것도 이해했을 것이다.

비만 방지라는 관점에서 보면 열량 계산은 매우 중요하다. 64쪽에서 A 씨는 무한리필 고깃집에 갔지만 그날 혈당값은 오르지 않았다. 하지만 틀림없이 열량은 과잉섭취했을 게 분명하다.

1일 필요 에너지양은 오른쪽 그림처럼 '표준체중 × 신체활동량'으로 구할 수 있다. 신장 170cm인 남성이 사무직의 샐러리맨이라면 1일 대략 1,600~1,900kcal가 필요하다.

〈1일 적정 에너지 섭취량〉

1일의 적정 에너지 섭취량은 아래의 산출법으로 구한다. 통상, 남성은 1,700~2,300kcal, 여성은 1,400~2,000kcal이다.

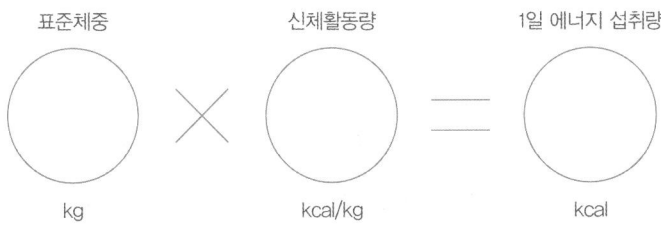

표준체중은 아래의 계산식으로 구한다.

$$표준체중(kg) = 신장(m) \times 신장(m) \times 22.0$$

신체활동량은 몸을 움직이는 정도에 따라서 결정되는 에너지 필요량(kcal/kg)이다. 아래의 3가지 중 해당하는 것을 선택한다.

- 가벼운 노동(주로 사무직) ········ 25~30kcal/kg
- 보통 노동(서서 일하는 직업) ······· 30~35kcal/kg
- 중노동(힘쓰는 일이 많은 직업) ······ 35kcal/kg~

이것을 1일 세 끼 식사로 나누어 섭취하는데, 이상적으로는 아침식사로 400~500kcal, 점심식사로 500~600kcal, 저녁식사로 600~700kcal를 섭취한다. 그러나 다이어트를 하는 여성이라면 세밀하게 열량 계산을 하고 있는 사람도 적지 않을 것이다. 오른쪽에 주요 외식메뉴의 열량표를 게재하였다. 대략적으로 계산해보자.

그렇지만 열량을 제어할 때도 탄수화물을 제한할 때처럼 너무 엄격하게 하기보다는 좀 더 주의하자는 마음으로 접근하는 것이 중요하다.

예컨대, 고기는 기름에 볶아 먹기보다는 삶거나 쪄서 먹으면 섭취 열량을 줄일 수 있다. 또 비싸더라도 때때로 등심을 선택하는 것이 어떨까? 식사의 기쁨을 높여주고 건강에도 긍정적으로 작용한다.

열량이 적고 식이섬유가 많은 버섯이나 해조류, 곤약, 두부를 매일 일품요리로 먹는 습관을 가지는 것도 좋다. 저녁식사를 할 때 이들 식품을 전채 요리로 먹으면 큰 효과를 얻을 수 있다.

그리고 패밀리 레스토랑에 가면 열량 표시를 살펴본다. 그런 태도가 쌓이고 쌓여서 성과로 이어진다.

열량과 함께 균형 잡힌 영양을 섭취하려는 태도도 중요하다.

탄수화물, 단백질, 지질, 비타민, 미네랄은 생명 유지에 결코 없어서는 안 되는 5대 영양소이다. 영양학적으로는 '탄수화물 50%, 단백질 20%, 지질 20%의 비율'이 바람직한 균형이지만, 당뇨병 경계형의 사람은 탄수화물의 비율을 줄여도 문제되지 않는다.

〈외식메뉴의 열량표〉

메뉴	열량 (kcal)
카레라이스	560~720
오므라이스	660~800
볶음밥	560~720
닭고기 계란덮밥	560~800
스파게티	560~880
덮밥	640~880
생선초밥	400~560
모둠도시락	640~800
철판 야키우동	400~560
라면	400~560

참고자료: 《혈당값이 현저히 낮아지는 57가지 방법》, 이타쿠라 히로시게

그러나 이것도 예민하게 실천하려고 하면 금방 싫증이 난다. 마음 편히 하자는 태도로 실천한다.

11 조미료에도 약간의 주의를
··· 올리브유와 천일염을 사용하자

열량 제어나 건강한 식생활에 밀접하게 관련되어 있는 것은 기본 조미료이다. 샐러드유, 소금, 식초, 설탕 등은 매일 사용하는 것인 만큼 조금만 신경 써도 의외의 효과를 얻을 수 있다.

조리용 샐러드유는 엑스트라버진 올리브오일로 바꾼다. 올리브 열매에는 불포화지방산의 일종인 올레산과 폴리페놀이 들어 있어, 혈액의 산화를 방지하고 혈액 속의 콜레스테롤을 억제하는 작용이 있다. 정제한 퓨어 올리브오일에는 폴리페놀이 함유되어 있지 않기 때문에 양질의 엑스트라버진 올리브오일을 선택하는 것이 좋다.

또한 버터나 라드[6]의 포화지방산은 혈액 속의 중성지방이나 콜레스테

---

[6] **라드** : 돼지기름

롤을 증가시킨다. 과잉섭취하면 동맥경화의 원인이 되기 때문에 가급적 사용을 삼가는 게 좋다.

소금(염화나트륨)의 과잉섭취는 고혈당의 원인이 된다. 고혈당인 사람은 나트륨에 대한 감수성이 이미 높아져 있기 때문에 매우 민감하게 반응한다. 고혈압과 고혈당이 손을 잡으면 심부전이나 뇌경색의 위험성이 더욱 높아진다.

후생노동성과 일본고혈압학회의 식이요법 기준에 소금의 1일 섭취량은 6g 이하로 정해져 있다. 하지만 지금 당장 6g 이하로 줄이기는 어려우므로, 우선은 1일 소금 섭취량이 6~8g이 되도록 노력한다. 보다 신속하게 염분을 줄이는 방법은 순도가 높은 정제염에서 자연염으로 바꾸는 것이다. 암염이나 해수에서 채취한 소금은 나트륨 외에도 마그네슘, 크롬, 망간 등의 미네랄을 함유하고 있어 염분을 줄일 뿐 아니라 탈염효과도 기대할 수 있다. 이것은 일석이조라 할 만하다.

설탕은 말할 나위도 없이 흡수가 빨라 혈당값을 급상승시키는 가장 나쁜 조미료이다. 게다가 열량도 높아서 혈당값 제어, 비만 해소에 모두 악영향을 미친다. 가능하다면 사용하지 않는 것이 좋다.

설탕을 대신하여 인공감미료를 사용할 수 있다. 최근에는 가열 조리를 해도 단맛이 유지되는 제품도 판매되고 있다. 가정에서는 설탕 대신 저열량 감미료로 바꾸자. 또한 맛술도 설탕과 마찬가지로 혈당값을 상승시키기 때문에 사용할 때는 주의가 필요하다.

또한 디저트로 먹는 케이크나 과자를 도저히 끊을 수 없는 사람은 적어도 당분이 적은 것을 선택하자.

반대로 식초는 적극적으로 섭취해야 하는 좋은 조미료이다. 식초에 들어 있는 초산이나 구연산이 당 대사를 촉진시킨다. 제철 과일, 어패류, 해조류, 버섯으로 만든 식초를 식탁에 자주 올리자.

12 혈당값을 낮추는 계피, 생강, 마늘, 고추

 일반적으로 사용되는 향신료 중에는 혈당값을 낮추는 좋은 작용을 하는 것도 있다. 이것을 잘 사용하는 것도 혈당값 제어의 비책이라고 할 수 있다.
 또한 요리에 향신료를 잘 이용하면 염분을 줄일 수 있다. 소금을 사용하기보다는 향신료를 자주 사용하자.

 향신료의 일인자는 '계피'이다.
 2003년에 미국의 리처드 앤더스(Richard Anderson) 박사가 60명의 당뇨병 환자에게 1일 1g의 계피를 40일간 먹였다. 그 결과, 혈당값은 물론 중성지방 수치, LDL 콜레스테롤 수치가 모두 낮아졌다. 계피에 들어 있는 성분이 인슐린의 분비를 촉진시켜 당 대사를 개선했기 때문이다.

스틱이나 파우더형의 제품을 구할 수 있으니 요리나 홍차에 곁들여 먹어보자.

생강의 매운맛 성분에는 결정성 진저롤과 기름 형태의 생강오일이 들어 있으며 살균, 보습작용이 있다. 지방을 효율적으로 연소하기 위해 좁아진 혈관을 정상으로 회복시키는 작용도 있다.

또한 마늘에 들어 있는 알리신(allicin)은 비타민 B_1과 결합하여 알리티아민(allithiamin)으로 바뀌어 당 대사를 촉진한다.

고추에도 지방 대사를 촉진시켜 내장지방을 감소시키는 작용이 있다.

이들 향신료를 잘 사용하여 맛있고 건강한 식사를 즐기자.

13 제철 채소에 주목하라

 탄수화물 섭취를 줄이고 열량을 낮추는 여러 가지 방법에 대하여 살펴보았다. 여기서 추천하고 싶은 것은 제철 채소와 생선을 즐겨 먹는 것이다.

 잘 생각해보면, 탄수화물 함유량이나 열량이 높은 외식은 계절감이 결여되어 있다. 모처럼 사계절이 있는 나라에서 살면서 자연의 혜택을 소중히 생각하고 누리자.

 최근 몇 년간 온라인 판매가 보편화되면서 집에서 전국 각지의 제철 음식을 받아볼 수 있게 되었다. 맛있는 제철 음식을 주문해 가족과 함께 맛을 즐길 수 있다.

 또 계절이 바뀔 즈음에는 집 근처 슈퍼마켓에서 새로운 발견을 위해 식품 코너를 찬찬히 둘러보자.

봄에 권하고 싶은 것은 햇양파이다. 수분이 많은 햇양파는 샐러드에 사용해도 맛있게 먹을 수 있다.

게다가 양파에 함유되어 있는 이소알리인이나 퀘르세틴이라는 성분은 혈액 속의 당 대사를 개선하여 혈당값을 낮추는 효과가 있다는 사실이 밝혀졌다. 특히 생으로 먹으면 그 효과가 더욱 크다. 꼭 초봄에 수확한 햇양파를 먹어보자.

여름에는 누가 뭐라든 단연코 여주이다. 예전에는 슈퍼마켓에서 쉽게 구할 수 없었지만, 최근에는 싱싱하고 푸른 여주가 수북하게 쌓여 있는 풍경을 볼 수 있다. 볶음요리로 즐겨보자.

여주에는 비타민 B_1, 식이섬유, 칼륨이 다량으로 들어 있다. 비타민 B_1은 당질의 대사를 촉진시키고, 식이섬유는 당질의 흡수를 억제한다. 그리고 칼륨은 혈압을 안정시켜 당뇨병에 여주는 안성맞춤인 식품이라고 할 수 있다. 쓴맛이 있지만 건강에 좋은 여주를 마음껏 즐기자.

또한 여주의 씨앗에는 인슐린 유사물질이 들어 있다. 씨앗은 먹을 수 없지만 여주차로 그 성분을 섭취할 수 있다.

가을의 식재료로는 잎새버섯이 최고이다. 잎새버섯에는 D-프랙션(fraction), X-프랙션이라는 독자적인 성분이 들어 있다. D-프랙션에는 면역력 향상 효과가 있고, X-프랙션에는 혈당값 제어 효과와 콜레스테롤 흡수 제어 효과가 있다. 식이섬유도 풍부하고 열량도 제로이므로 그야말로 만점짜리 식품이다.

겨울에 주목해야 하는 것은 우엉, 무, 배추, 파 같은 뿌리채소나 잎채소이다. 풍부한 식이섬유를 함유하고 당의 흡수를 조절해준다. 제철에 매일 식탁에 올리면 좋은 채소들이다.

〈사계절 맞춤 제철 요리〉

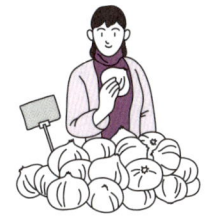

봄 **햇양파** : 양파는 생으로 먹으면 혈당값을 낮추는 효과가 매우 크다. 햇양파는 수분이 많아 샐러드로 먹어도 맛있다.

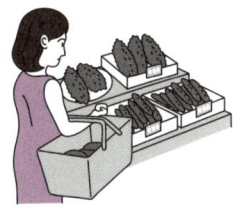

여름 **여주** : 비타민 B_1이나 식이섬유, 칼륨이 풍부하여 당뇨병에 안성맞춤인 식품이다. 구하기도 쉬워졌다.

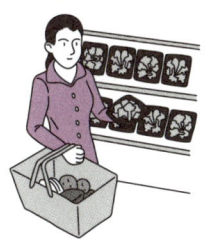

가을 **잎새버섯** : 독자적인 성분에 의한 면역력 향상, 혈당값 제어 효과 등이 있어 몸에 좋은 만점짜리 식품이다.

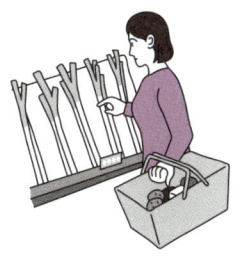

겨울 **뿌리채소·잎채소** : 식이섬유가 풍부하고 당 흡수의 조절력도 뛰어나다. 따뜻한 냄비요리나 볶음요리로 매일 즐겨 먹자.

 어패류에 들어 있는 좋은 성분

생선에는 혈액을 깨끗하게 해주는 성분이 들어 있다는 사실이 널리 알려져 있다. 그중에서도 EPA(eicosapentaenoic acid, 에이코사펜타엔산)와 DHA(docosahexaenoic acid, 도코사헥사엔산)는 건강보조식품의 광고에서도 자주 듣는 성분이다.

<u>EPA와 DHA는 생선 중에서도 정어리, 전갱이, 꽁치 같은 등푸른생선에 많다.</u> 옛날부터 우리 근해에서 많이 잡혀 즐겨 먹어온 생선들이다.

DHA는 뇌나 눈 신경의 작용이 원활하게 이루어지도록 돕는다. 눈이나 뇌의 작용에 불안을 느끼기 시작했다면 자주 먹는 게 좋다.

최근 당뇨병 신증에 효과가 있다고 발표되어 화제를 모았던 것이 아스타크산틴(astaxanthin)이라는 성분이다.

아스타크산틴은 카로테노이드의 일종으로 연어, 연어 알, 새우, 게에 들어 있는 색소 성분이다. 본래는 청록색이지만 가열하면 붉은색으로 변한다. 연어, 새우, 게는 콜레스테롤이 많아 꺼리는 식품이지만 좋아하는 사람에게는 희소식이다.

또한 아스타크산틴은 올리브오일이나 식초와 같이 먹으면 효과가 더욱 뛰어나다. 메뉴를 고민해보자.

어패류 중 그 밖에도 권하고 싶은 식품이 있다. 오징어, 문어, 조개류에 들어 있는 타우린에는 항산화 작용이 있어 간을 활성화시킨다. 간은 소화·흡수한 포도당의 중계기지로서 매우 중요하다. 간을 건강하게 지키자.

더욱이 모시조개에 들어 있는 크롬은 인슐린의 작용을 촉진시킨다. 모시조개를 된장국에 넣어서 먹어도 좋다.

15 지나치게 단 과일은 멀리하라
··· 바나나는 활력의 원천

신선한 과일에는 비타민이나 미네랄이 풍부하게 들어 있어서 일반적으로는 건강식품으로 알려져 있다. 그러나 과일 안에는 당분이 다량 함유되어 있어 당뇨병 환자에게는 주의가 필요하다.

특히 복숭아나 포도는 달수록 상품 가치가 높아지기 때문인지 인위적으로 당분을 높이기도 한다. 맛에 현혹되어 과잉섭취하면 혈당값이 급격히 높아지므로 주의하기 바란다. 또한 시판되는 과일주스에는 설탕이 대량으로 첨가되어 있어서 삼가야 한다.

과일 중에서 권하고 싶은 것은 바나나이다. 바나나는 비타민 B_2, 칼륨, 구연산, 멜라토닌 등의 유효성분을 다량으로 함유하고 있다. 비타민 B_2는 당 대사, 칼륨은 혈압 강하, 멜라토닌은 활성산소 제거에 효과가 있다.

그리고 바나나는 도쿄 마라톤의 급수 지점에서 선수들에게 배급되어 화제가 되었던 과일이다. 또한 자전거 경주나 테니스 시합을 하는 틈틈이 선수들이 먹는 모습도 자주 보았을 것이다.

이처럼 바나나는 활력의 원천이라고 할 수 있다. 아침식사로 빵을 먹는 사람은 바나나로 바꿔보는 것도 좋다.

그 밖에 항산화력이 우수한 키위는 어떨까? 키위의 껍질에는 폴리페놀이 다량 들어 있으므로 껍질째 믹서에 갈아서 주스로 마시자. 놀랄 만한 효과를 얻을 수 있다.

또한 시각 기능에 좋은 안토시안을 함유한 블루베리는 합병증 예방 효과도 기대할 수 있다.

커피가 가지고 있는 의외의 효과

… 당뇨병 예비군에 하루 3~4잔의 커피를 권한다

카페인을 많이 함유한 커피는 건강식품과는 거리가 먼 기호식품처럼 보인다. 커피를 좋아하는 사람은 혈당값 때문에 모닝커피를 못 마시게 되는 것은 아닌지 걱정할지도 모른다.

그런데 커피가 가지고 있는 의외의 효과가 증명되었다.

하루에 3~4잔의 커피를 마시는 사람은 전혀 마시지 않는 사람에 비하여 당뇨병이 될 확률이 30%나 낮다는 사실이다. 이것은 핀란드 국립 공중위생연구소가 약 1만 4,000명을 대상으로 실시한 대대적인 조사에 의해 밝혀졌다.

커피에 들어 있는 클로로겐산(chlorogenic acid)이라는 성분이 당 대사를 촉진시켜 혈당값을 낮추는 한편 인슐린의 분비도 촉진시킨다. 특히 당

노병 예비군에게 효과적이라고 할 수 있다.

커피를 좋아하는 사람에게는 희소식이 아닐 수 없다.

단, 설탕이나 우유를 넣어 마시는 것은 삼가는 게 좋다. 블랙커피를 천천히 음미하며 마셔보자.

그렇다고 해도 하루 3~4잔은 꽤 많은 양이다. 위장이 약하고 카페인에 민감하여 잠을 잘 자지 못하는 사람은 많이 마시지 않는 게 좋다.

반면 이미 당뇨병으로 진단받은 사람이 커피를 마시면 증상의 진행을 촉진시킨다는 보고도 있다.

커피를 안심하고 마실 수 있는 사람은 당뇨병 예비군과 건강한 사람이다.

녹차, 뽕잎차, 구아바차에 관심을

차에는 여러 가지 종류가 있고 그중에는 건강에 좋은 것도 있다. 몸에 맞는 차를 즐겨 마시는 습관으로도 특별한 노력 없이 혈당값을 낮출 수 있다.

보통 가정에서 자주 마시는 녹차도 추천할 만하다. 녹차에 포함된 카테킨은 장에서의 당분 흡수를 늦추고 식후의 혈당값 상승을 막는다. 식이섬유와 같은 작용을 하는 것이다. 따라서 식사를 하기 전에 녹차를 마시면 좋다.

녹차 중에서도 가을에 4번째로 수확한 찻잎으로 만든 차를 반차(番茶) 라고 하는데, 여기에는 다당류(polysaccharide)라는 성분이 함유되어 있어 혈액 속 당분을 효율적으로 처리한다. 그야말로 당뇨병 예비군이나 당뇨병 환자에게 안성맞춤이다.

반차는 열에 약해 미지근한 물에 우려서 마시는 것이 좋다.

혈당값을 낮추는 것으로 정평이 난 것이 뽕잎차이다. 뽕잎에 들어 있는 데옥시노지리마이신(deoxynojirimycin)이라는 성분은 섭취한 음식물이 포도당으로 분해되는 것을 막는다. 또한 뽕잎에 들어 있는 아연은 인슐린을 만드는 데 재료로 쓰인다.

구아바차는 식사할 때 마시면 인슐린처럼 혈당값 상승을 억제하는 효과가 있다. 이것은 류큐대학의 연구에서 확인되었다. 폴리페놀의 일종인 타닌과 쿼르세틴(quercetin)의 효과로, 시도해볼 가치는 충분히 있다.

차는 아니지만, 폴리네시아 원산인 노니, 감귤주스에도 혈당값을 낮추는 효과가 있다. 독특한 맛이 있지만 효과는 보증한다.

18 건강보조식품이나 한방약을 복용할 때 주의할 점

지금까지 혈당값을 낮추는 데 효과적인 식품을 살펴보았다. 그런 몸에 좋은 식품에는 비타민 B_1, 폴리페놀, DHA, 안토시아닌, 마그네슘, 크롬 등 여러 유효한 성분이 들어 있다.

그러나 식품을 통해 이들 성분을 충분히 섭취하기 위해서는 상당한 노력이 필요한 것도 분명한 사실이다. 그래서 이용하는 것이 건강보조식품이다.

건강보조식품을 먹으면 이들 유효성분을 한 번에 섭취할 수 있다. 또한 효과 있는 매우 특수한 성분도 공급받을 수 있다.

예컨대 후지산의 어느 지역에서 나오는 물에만 함유되어 있는 바나듐, 게 껍질에서 추출되는 키토산, 돼지감자의 뿌리에서 얻을 수 있는 이눌린(inulin) 등이 그렇다. 이것은 일반적인 음식으로는 섭취할 수 없는 성분이다.

  건강보조식품은 고가의 것도 많지만 의학적으로 그 효용이 증명된 것은 아니다. 건강을 위해 시험 삼아 복용해보고 몸에 맞는다면 꾸준히 먹어보자.

  건강보조식품과 함께 한방약을 애용하는 사람도 있다.

  <u>한방약은 즉효를 기대하기보다는 전체적인 몸의 건강을 회복하거나 합병증 예방 차원에서 생각해볼 수 있다.</u> 단, 약물요법에 힘쓰는 사람은 약물과 함께 복용할 때 부작용이 우려되기에 처방받을 때에 고지한다. 주치의와도 상담하는 것이 좋다. 또한 한방약에 자주 사용되는 감초는 혈압을 높이는 작용이 있으므로 주의한다.

세계적인 과제, 비만

··· 청량음료는 절대 금물

 비만과 혈당값의 관계에 대하여 지금까지 장황하게 설명했다. 비만을 해소하니 혈당값이 낮아졌다는 희소식도 자주 듣지만, 일단 감량에 성공한 사람이 다시 비만 상태로 되돌아가면 유감스럽게 혈당값도 높아진다. 그만큼 비만에서 완전히 벗어나기란 쉽지 않다.

 내장지방형 비만, 지질이상증, 고혈압, 고혈당을 4가지 위험인자로 보고, 위험인자의 수와 협심증, 심근경색의 발병 위험률을 정리한 데이터가 있다.
 그 데이터에 따르면, 위험인자가 하나도 없는 사람을 1로 놓았을 때 위험인자가 2개인 사람은 9.7배, 3개 이상인 사람은 31.3배라는 수치가 나왔다. 이것은 실로 놀라운 숫자다. 비만·대사증후군과 고혈당, 고혈압이 혈관병과 얼마나 깊은 관련이 있는지를 알 수 있다.

비만에서 벗어나려고 할 때에 가장 방해가 되는 것 중 하나가 청량음료이다. 어느 조사에 의하면, 콜라 250cc에 들어 있는 설탕은 약 27g이다. 이것은 각설탕 6.5개분으로 조각케이크 1개를 먹은 것에 필적한다. 또한 캔커피에도 약 23g의 설탕이 들어 있다.

게다가 청량음료는 마신 직후부터 혈당값이 상승한다. 당뇨병 판정에 이용되는 포도당 부하시험을 떠올려보자.

심지어 청량음료는 도저히 끊을 수 없는 중독성이 있고 이것을 '페트병 증후군'이라고 한다. 담배가 몸에 나쁘다는 것을 잘 알면서도 금연하지 못하는 사람과 비슷하다.

비만 증가로 고민하는 것은 한국, 일본뿐만이 아니다. 2011년 9월 헝가리 정부는 '감자튀김세'라는 것을 도입했다. 이것은 스낵이나 청량음료 등 당분이나 염분이 높은 식품에 부과하는 세금으로, 과세액은 감자튀김 1kg당 810원이다.

감자튀김세의 목적은 국민의 비만 방지이다. 이 정도까지 하지 않으면 선진국의 과식, 비만은 해결할 수 없는 것인지 놀라울 따름이다.

감자튀김도 청량음료처럼 혈당값을 급상승시키는 전형적인 식품이다. 게다가 간식으로 먹는 것이라 식사한 뒤에 당연히 낮아져야 할 혈당값을 다시 상승시키는 부정적인 효과도 있다. 감자튀김을 먹으면서 콜라를 마신다. 이것은 정말이지 최악의 상황이다.

 이런 측면에서 보면, 헝가리 정부의 지적은 꽤 핵심을 짚고 있다고 할 수 있다. 한국뿐 아니라 일본에서도 비만이 점차 증가하는 추세이므로 이런 법적인 대처가 필요한 날이 올지도 모른다.

자기채점표 ① 식생활

제2장을 읽고 어떤 식생활을 하면 혈당값을 낮출 수 있는지를 이해했을 것이다.

그렇다면 오늘부터 일주일 동안의 식생활을 메모하고 혈당값을 낮추는 데 도움이 되는 식생활을 했는지 스스로 자기채점을 해보자.

아래 음식 항목에 점수가 매겨져 있으니 합계를 내보자. 물론 그 양은 1인분이다.

7일간의 합계로, 최소 100점을 목표로 한다.

1일째	2일째	3일째	4일째

5일째	6일째	7일째	합계

항목	점수
백미 1그릇	−10
현미	10
메밀국수	10
우동	−10
전립분 파스타	10
식빵	−10
호밀빵	10
감자샐러드 샌드위치	−20

과자빵	-20
슈크림	-20
쌀국수	-10
감자샐러드	-20
녹두국수	-10
고기구이	0
채소(우엉, 양파, 양상추)	30
버섯	30
톳	30
전갱이, 고등어	20
오징어	20
두부	20
맥주(350cc)	0
맥주(당질제로 350cc)	10
레드와인(1.5잔)	20
일본 사케(180ml)	0
청량음료	-30
먹는 순서를 지켜서 먹었다	20

0~90	100~240	250~
조금 더 노력하세요	잘했어요	참 잘했어요

제3장
운동과 스트레스 해소로 혈당값을 낮춰라

# 운동의 급성효과와 만성효과

혈당값을 낮추는 데는 크게 '식이요법'과 '운동요법'이라는 두 가지 방법이 있다. 운동을 습관화하면 여분의 지방이 연소됨으로써 당 대사가 개선되고 비만 해소로도 이어진다. 운동이 싫은 사람도 많을 테지만 자신의 건강을 위해 무거운 엉덩이를 들어 가급적 부지런히 몸을 움직여 보자.

운동에는 '유산소운동'과 '무산소운동'이 있다.
유산소운동이란, 워킹, 조깅, 라디오체조처럼 산소를 마시면서 온몸을 움직이는 운동이다. 그에 반하여 무산소운동이란, 근력 트레이닝이나 단거리 달리기 같은 산소를 사용하지 않고 글리코겐을 에너지원으로 하는 운동이다.

⟨운동요법의 효과는 셀 수 없을 만큼 많다!⟩

즉각적으로 얻을 수 있는 효과(급성효과)		
운동한 직후 일시적으로 나타나는 효과로 혈당값을 낮출 수 있다.		
근육이 에너지를 필요로 하기에 혈액 속 포도당을 사용하고 사용한 만큼 혈당값이 낮아진다.	보통 식사를 마친 뒤에는 혈당값이 높아지는데 식사를 마친 뒤에 운동함으로써 식후 혈당값의 상승을 억제할 수 있다.	적당한 운동으로 가볍게 땀을 흘리면 스트레스가 해소되고 상쾌함이나 성취감을 얻을 수 있다.

만성적으로 얻을 수 있는 효과(만성효과)			
운동을 꾸준히 함으로써 나타나는 효과로, 기초대사나 기초체력의 개선에 의해 몸이 건강해진다.			
운동에 의해 기초대사량이 증가하고 지방이 에너지원으로 사용되어 체지방이 감소한다.	근육이 튼튼해지면 인슐린의 작용이 향상되어 혈당값이 좀처럼 오르지 않는다.	혈액 속 포도당을 근육에 흡수시키는 데 필요한 단백질이 증가하고, 효율적으로 포도당을 소비한다.	근력, 지구력, 유연성 등의 종합적인 체력이 향상되어 쉽게 지치는 것이나 만성적인 나른함을 개선한다.

혈당값을 낮추기 위해서는 일단 유산소운동이 효과적인데, 근육을 단련하면 포도당이 근육세포 안으로 활발하게 흡수되기 때문에 무산소운동을 병행하면 더욱 좋다.

혈당값의 상승 곡선은 식후 30분 즈음에 절정을 맞이한다. 고혈당인 사람은 이 곡선이 내려가지 않는 게 문제라고 앞에서도 말했다.
<u>따라서 식사를 한 지 30분에서 60분 뒤에 워킹 등의 운동으로 에너지를 사용하면 식후의 혈당값을 낮출 수 있다.</u> 이것을 운동의 '급성효과'라고 한다.

또한 운동을 오랫동안 습관적으로 꾸준히 하면 기초대사나 기초체력의 향상을 기대할 수 있다. 여기에 내장지방이 줄고 근육이 튼튼해짐으로써 인슐린의 작용이 좋아진다. 이것을 운동의 '만성효과'라고 한다.

운동의 급성효과와 만성효과가 건강 회복에 도움이 된다.

02 워킹부터 시작하라

… 요통에도 효과적이다

　유산소운동의 대표적인 운동이 워킹이다. 누구든 가볍게 시작할 수 있고 급성효과와 만성효과를 모두 기대할 수 있다.
　구체적으로, 워킹은 혈액 속 포도당이나 지방산을 에너지로 사용한다. 게다가 중성지방이나 콜레스테롤의 수치를 개선하여 내장지방도 줄어든다.
　더욱이 요통 등 관절통이 생기는 것을 막아주고 노화방지, 스트레스 해소에도 도움이 된다. 무릎이나 허리 관절은 움직여주지 않으면 녹이 슨다.
　흔히 20분 이상 운동하면 지방이 연소된다고 하는데, 10분이라도 상관없다. 10분 워킹을 1일 2, 3회 실시하는 것으로 충분하다.

그럼에도 좀처럼 운동할 시간을 만들지 못하는 사람은 '멀리 돌아가기 워킹법'을 추천한다. 이것은 일을 마치고 귀가할 때에 전철이나 버스를 한 정거장 전에 내려 일부러 멀리 돌아서 귀가하는 방법이다. 집에 돌아와 욕실에서 땀을 닦고 당질제로의 맥주를 한 잔 마시면 일로 지친 심신도 말짱하게 되살아날 것이다.

또한 '장보기 워킹법'도 좋다. 보통 자동차나 자전거를 타고 슈퍼마켓에 가는 것을 걸어서 간다. 이것도 얼마든지 할 수 있는 운동법이다.

워킹은 바른 자세로 하는 것이 중요하다. 바른 자세로 걸을 때 운동하는 의미가 있다. 등 근육을 곧게 펴고 시선은 앞쪽을 향한다. 엄지발가락 아랫부분으로 지면을 차고 발꿈치로 착지하는 것이 기본이다. 팔을 가볍게 흔들고 종아리에 힘을 주는 것을 의식하며 걷는다면 완벽하다.

오른쪽의 그림을 참고하여 경쾌하고 멋진 자세로 워킹하자.

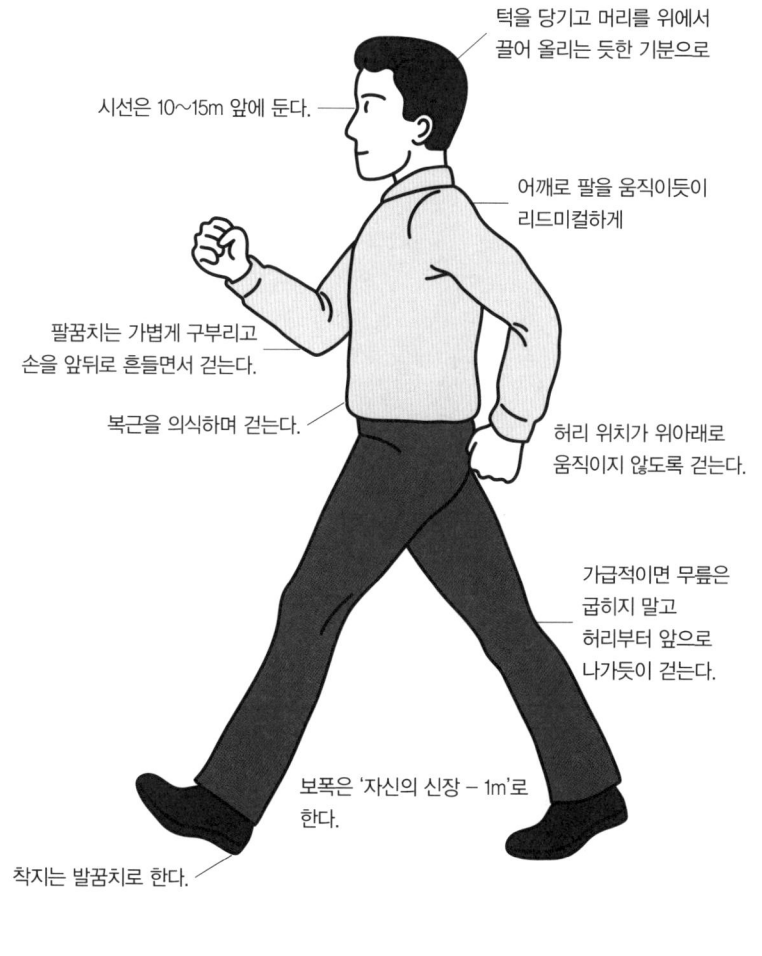

03 언제 어디서든 할 수 있는 스트레칭

 현대사회에 있어 당뇨병이 계속 증가하는 한 가지 원인으로 인간의 활동량이 감소했다는 점을 꼽을 수 있다.
 태곳적 인간은 먹을거리를 구하기 위해 산이고 들판이고 돌아다녔다. 그 뒤에 사회가 형성되었지만 그 사정은 크게 달라지지 않았다. 이동하기 위해 걸었고 먹을 것을 구하기 위해 활동했고 안전한 생활을 위해 늘 긴장하며 살았다.
 그런데 현대사회에서는 그럴 필요가 없다. 매일 장 보러 갈 때는 자동차를 탄다. 때로는 온라인쇼핑으로 주문하고 배달시켜 집에 편히 앉아서 받는다.
 사무실에서는 컴퓨터 앞에 앉아 좀처럼 움직이지 않는다. 은행이나 우체국에 갈 필요도 없다. 사내 회의도 메일로 끝내고 자료 구입도 온라인으로 처리한다.

이러니 당뇨병이 증가하는 것도 당연한 일이다. 운동은 스포츠가 아니라, 인간답게 활동하는 것을 말한다. 조금이라도 몸을 움직이도록 마음먹자.

<u>가정에서도 직장에서도 간단히 운동량을 늘릴 수 있는 것이 스트레칭 체조이다.</u>

스트레칭의 기본은 호흡을 멈추지 않는 것이다. 천천히 호흡을 이어가면서 20초 정도 자세를 취한다. 힘이 가해지는 근육에 의식을 집중시키는 것이 요령이다.

식사 30~60분 뒤에 하면 즉각적인 효과를 얻을 수 있다. 그뿐만이 아니다. 일하는 틈틈이 관절이나 근육을 늘려주는 습관을 가진다면 만성적인 효과도 기대할 수 있다.

우선은 매일 아침 10분 정도 체조를 하자. 혈액순환이 좋아지고 관절도 부드럽게 잘 움직인다. 사고력도 활성화되고 좀처럼 부상당하지 않는다.

운동요법 ① 공 던지기 동작

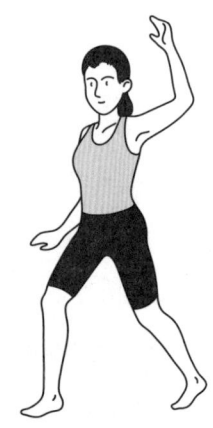 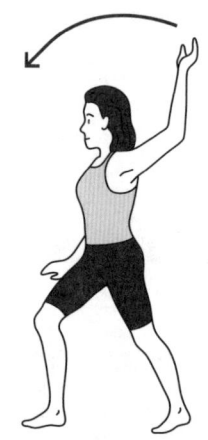 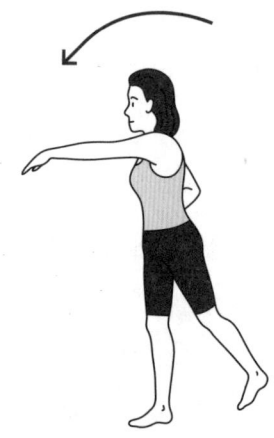

❶ 자주 사용하는 팔이 아닌 반대쪽의 팔을 들어 크게 흔든다.

❷ 공을 멀리 던진다는 생각으로 세차게 뻗는다.

❸ 팔을 내릴 때에 무게중심을 뒤쪽 다리에서 앞쪽 다리로 옮긴다.

운동요법 ② 허수아비 체조

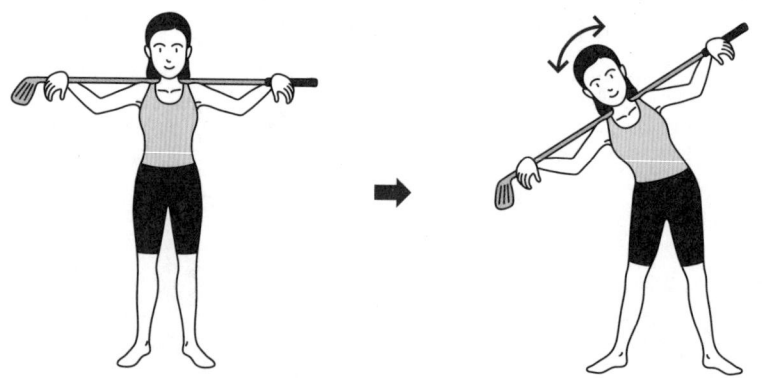

골프교실에서 사용한 옆구리 부분의 스트레칭. 막대기를 짊어지듯이 어깨에 올리고 양 옆구리를 몸의 뒤부터 앞으로 늘려준다. 등 근육을 늘린 상태에서 좌우로 기울여 몸의 옆구리를 늘린다. 10회 왕복이 1세트다.

운동요법 ③ 누운 자세 스트레칭

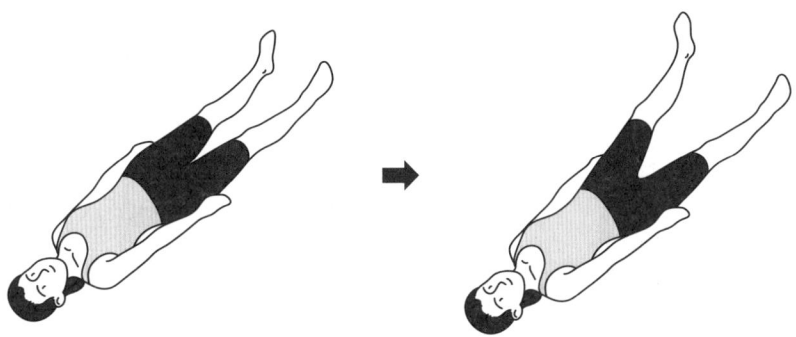

❶ 다리를 어깨너비로 벌리고 하나, 둘 하는 구령에 맞추어 왼쪽 다리를 비스듬하게 30도로 올리고 셋, 넷에서 멈추고 다섯에서 내린다. 이것을 5회 반복하고 똑같은 방법으로 오른쪽 다리를 운동한다.

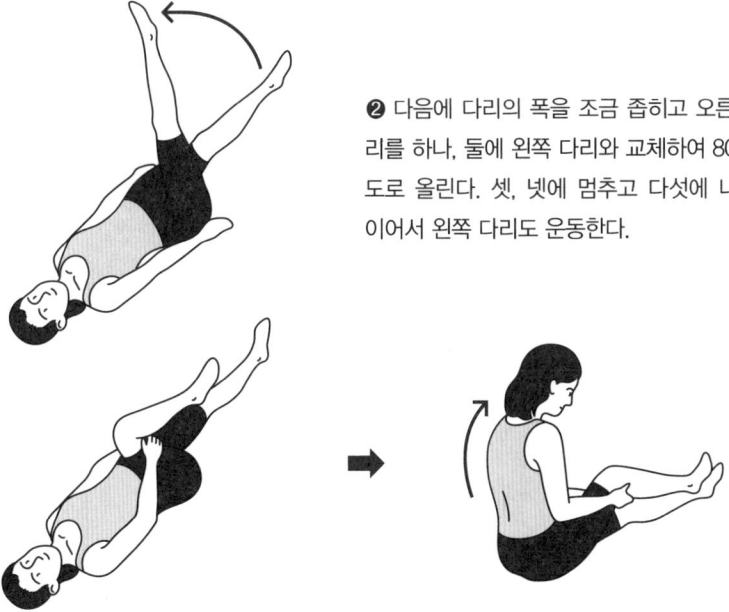

❷ 다음에 다리의 폭을 조금 좁히고 오른쪽 다리를 하나, 둘에 왼쪽 다리와 교체하여 80도 각도로 올린다. 셋, 넷에 멈추고 다섯에 내린다. 이어서 왼쪽 다리도 운동한다.

❸ 누워서 오른쪽 다리를 가슴으로 당기듯이 안는다. 이 상태에서 일어난다. 다시 누워, 위의 동작을 7~12회 반복한다.

운동요법 ④ 수평 제자리 걷기

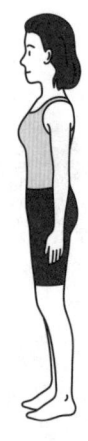

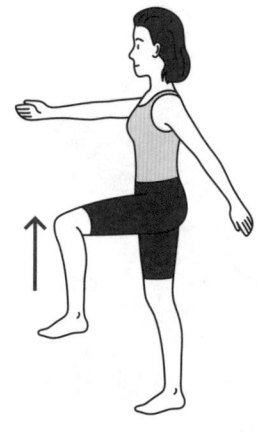

❶ 어깨의 힘을 빼고 근육을 쭉 펴고 선다. 손끝, 발끝까지 늘려준다.

❷ 왼쪽 허벅지와 오른쪽 팔이 바닥과 수평이 되도록 올린다.

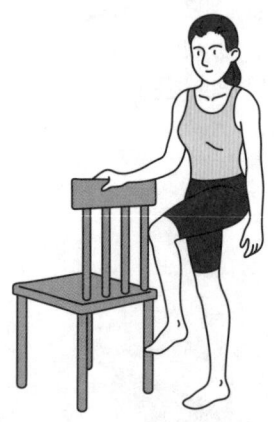

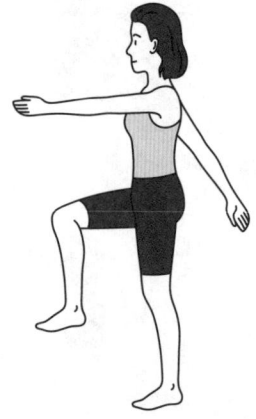

❸ 허벅지를 높이 올리지 못하는 경우에는 의자를 잡고 해도 좋다.

❹ 같은 방법으로 오른쪽 다리와 왼쪽 팔을 올린다. 이 제자리걷기에 맞춰 코로 2회 숨을 들이마시고 입으로 6회 내쉰다.

운동요법 ⑤ 휘파람 호흡동작

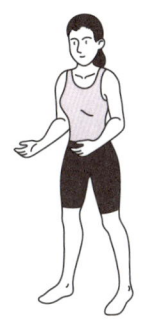

❶ 양다리를 어깨너비로 벌리고 서서 양팔을 굽혀 허리 높이에서 앞으로 내민다.

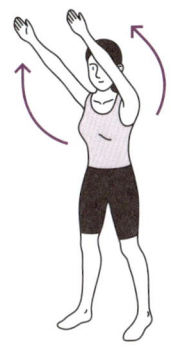

❷ 배를 집어넣으면서 휘파람을 불듯이 숨을 토하고 양팔을 비스듬히 앞으로 올린다. 이때 숨을 끝까지 내쉰다.

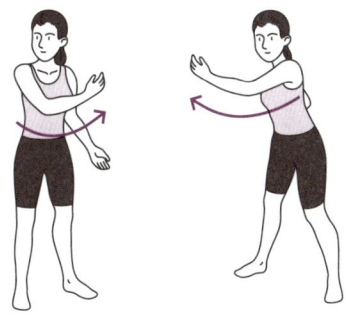

❸ 오른쪽 팔을 왼쪽으로 흔들면서 복식호흡으로 숨을 내쉬고, 이어서 왼쪽 팔을 오른쪽으로 흔들면서 숨을 내쉰다. 이것을 좌우 교대로 실시한다.

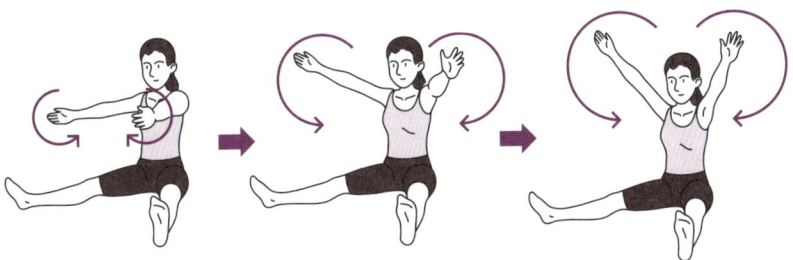

❹ 바닥에 양쪽 다리를 벌리고 앉아 양팔로 작은 원을 그리면서 복식호흡으로 숨을 내쉰다. 잘 되면 원을 크게 그리고, 호흡도 깊게 한다.

 전철 안에서 할 수 있는 스트레칭

전철을 이용하는 사람들에게 추천하는 방법으로, 전철 안에서 할 수 있는 스트레칭이다. 이거라면 '업무 중에 스트레칭 따위를 할 시간이 없다'고 불평하는 바쁜 사람도 얼마든지 할 수 있을 것이다.

꼭 해보기 바라는 것은 발끝으로 서기 스트레칭이다. 다리를 어깨너비로 벌리고 발끝으로 선다. 종아리의 라인을 아름답게 만들어주는 데도 도움이 되는 스트레칭이다.

혈액은 심장에서 뿜어져 나와 온몸을 돌고 다시 심장으로 돌아온다. 물론 발가락 끝까지 혈액이 보내진다. 여기서 상상해보자. 발끝까지 간 혈액이 심장으로 돌아올 때는 중력에 거슬러 곧장 위를 향해 오른다. 이것은 매우 힘든 일이다.

실제로 서 있을 때는 혈액의 약 70%가 하반신에 모여 있다. 그것을 심장으로 돌려보내기 위해 무진 애를 쓰는 것이 종아리의 펌프운동이다. 종아리가 제2의 심장이라고 불리는 이유가 여기에 있다.

결국 종아리에 펌프운동을 할 힘이 없으면 혈류가 정체되어 버린다.

또한 흔들리는 차 안에서 발끝으로 서는 것은 몸의 균형을 잡는 트레이닝이 된다. 이것은 종아리뿐 아니라 허벅지의 뒤쪽이나 등 근육, 복근, 다리 뒤쪽을 단련하는 것이기도 하다. 전철이 한 정거장을 운행하는 동안 발끝으로 섰다가 전철이 역에 정차하는 동안 휴식을 취하는 방식으로 실천해보자.

그 밖에 전철 안 손잡이를 이용한 스트레칭도 소개하고 싶다. 자신에게 맞는 방법을 찾아 꾸준히 실천해보자.

운동요법 ⑥ 발끝으로 서기

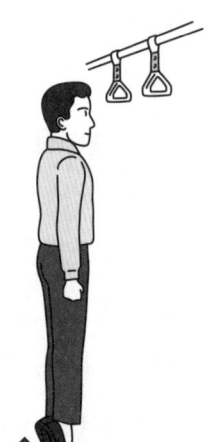

다리의 부기를 해소하고 근육을 조여준다.

등 근육을 곧게 펴고 발꿈치를 들어 발가락 관절 부분으로 서서 10초 동안 유지한다.

운동요법 ⑦ 막대손잡이와 손바닥 밀기

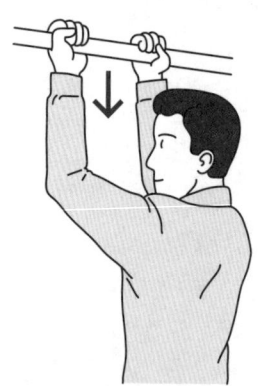 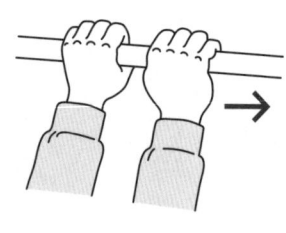

천장에 매달린 손잡이를 사용하여 팔부터 어깨에 이르는 근육을 단련한다. 손바닥을 안쪽으로 하여 막대손잡이를 잡고 10초간 아래로 당긴다.

손바닥이 바깥쪽으로 향하도록 막대손잡이를 잡고서 10초간 바깥으로 민다.

운동요법 ⑧ 문에 기대어 상반신을 앞뒤로 기울이기

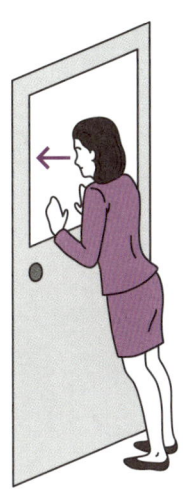 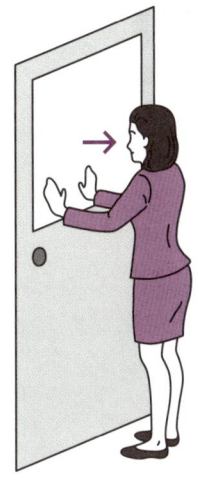

❶ 다리와 복근을 단련하는 운동이다. 양손으로 몸을 지탱하면서 복근에 힘을 주어 상반신을 앞으로 기울이고 그 자세를 10초간 유지한다.

❷ 이어서, 뒤로 넘어지지 않도록 상반신을 뒤쪽으로 기울인다. 앞뒤로 10초씩 번갈아 실시한다.

운동요법 ⑨ 양손으로 손잡이 당기기

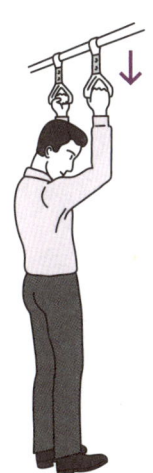

팔에서 어깨, 복근을 단련한다. 양손으로 손잡이를 잡아당기고 복근을 죄듯이 배꼽을 내려다본다. 힘을 주었다가 이완하는 동작을 10초씩 반복한다.

05 당뇨병에 효과 있는 지압법

스트레칭과 함께 가볍게 할 수 있는 건강법으로 지압이 있다. 인간의 몸에는 360개의 지압점이 있고 본격적으로 하려면 전문가에게 배울 필요가 있다. 여기서는 스스로 간단히 할 수 있는 몇 가지 지압법을 소개한다.

지압점을 누르는 방법에는 손가락으로 누르는 것 외에 이쑤시개 5~10개를 다발로 만들어 고무줄로 묶어서 누르는 방법, 칫솔로 자극하는 방법, 뜸을 뜨는 방법 등이 있다.

인체 중 귀에는 지압점이 모여 있다.

귓불 위의 갈라진 부분 안쪽에 '내분비'라 불리는 지압점이 있다. 여기는 인슐린 분비를 원활하게 해주는 지압점이다. 이쑤시개 다발을 사용

〈당뇨병에 효과가 있는 귀 지압〉

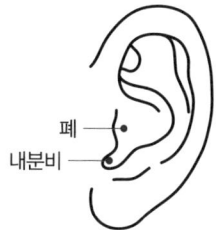

귀에는 온몸에 관련된 지압점이 모여 있고 당뇨병에 효과 있는 지압점도 있다. 인슐린 분비를 촉진시키는 '내분비', 식욕을 억제하는 '폐' 등이 대표적인 지압점이다.

〈당뇨병 치료에 이용되어온 손등 지압〉

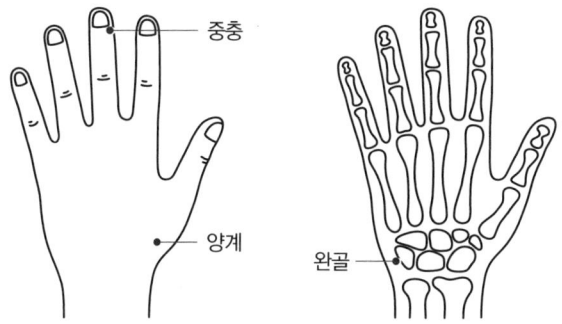

손의 지압 자극은 언제든지 할 수 있다는 이점이 있고, 혈당값을 낮추는 데 효과가 있는 지압점도 있다. '중충'에 자극을 주면 전신의 혈액순환과 당 대사가 촉진되어 혈액의 흐름이 개선되고 혈당값을 제어하기 쉬워진다. '양계'를 자극하면 소화기의 작용이 활발해지고 당 대사가 진행되어 혈당값의 상승을 억누른다.

- **양계** : 손가락을 크게 펼쳤을 때에 생기는 손목 부근의 2줄의 근육에 싸여 있는 움푹 들어간 곳
- **완골** : 당 대사를 돕고 내분비계의 작용을 촉진한다. 예부터 당뇨병 치료에 사용되어 왔다.

하여 이곳을 자극한다. 기본 리듬은 3초간 누르고 1초간 쉬는 것이다. 좌우 교대로 5분 정도 해주자.

또한 '폐'라 불리는 지압점도 혈당값 제어에 효과가 있다. 집게손가락을 사용하여 눌러보자.

손가락을 힘껏 폈을 때에 손목 부근에 생기는 두 줄의 근육에 둘러싸인, 움푹 들어간 부분이 '양계'이다. 이 지압점은 당뇨병에 효과가 있는 것으로 정평이 나 있다. 누르기에 매우 쉬운 위치이므로 텔레비전을 보면서도 누를 수 있다.

또한 손등에서 새끼손가락 쪽의 손목뼈 조금 위에 있는 움푹 팬 곳이 '완골'이다. 이 지압점은 당 대사를 돕고 내분비계의 작용을 개선해주는 효과가 있다.

그 밖에 가운뎃손가락 옆에 있는 '중충'도 당 대사, 혈행 개선에 효과가 있다.

우선은 가볍게 시도해보고 흥미가 생기면 전문 서적을 읽어보거나 전문가를 찾아가 조언을 구하자.

06 스트레스는 당뇨병에 독
… 정신적 긴장을 풀어야

우리는 매일 상당한 스트레스 속에서 생활하고 있다. 업무 고민, 인간관계, 가족 문제, 앞으로의 생활…. 현대사회는 온통 스트레스를 받는 일들뿐이라고 해도 과언이 아니다.
<u>스트레스가 건강에 나쁜 영향을 끼친다는 것은 이미 널리 알려진 사실로, 혈당값 상승과도 깊은 관계가 있다.</u>

정신적으로 스트레스를 느끼면 교감신경이 자극을 받아 외부로부터의 압력에 이겨내려고 한다. 그러면 뇌의 시상하부나 하수체에서 지령을 내려 부신피질 호르몬이나 아드레날린 등의 항스트레스 호르몬이 분비된다.

항스트레스 호르몬이 다량 분비되면 몸이 전투적·활동적이 되어 에너지를 필요로 한다. 그러면 인슐린을 억제하는 방향으로 호르몬의 균형이 잡히게 되어 혈당값이 오른다.

<mark>일상적으로 스트레스 상태가 오랫동안 이어지면 만성적 고혈당 상태가 된다.</mark>

또한 스트레스 상태에서 생활하면 교감신경이 자극을 받아 혈당값뿐 아니라 혈압이나 심박수도 올라간다. 혈관에 부담을 주게 되는 조건이라고 할 수 있다.

어느 조사에 의하면, 정신적 스트레스를 느끼기 쉬운 사람은 책임감이 강한 완벽주의자 타입이다. 상사에게서 두터운 신임을 받고 부하 직원에게는 존경받는 인물이다. 이런 우수한 사람은 자신이 모든 책임을 끌어안는 경향이 있다.

<mark>교감신경을 쉬게 하기 위해서는 마음까지 긴장을 푸는 게 무엇보다 중요하다.</mark> 생각해보니 업무 같은 건 잊고 지낸 지 오래라고 말하는 사람도 있지 않을까? 워커홀릭을 부정하는 것은 아니다. 하지만 건강을 위해서는 업무에 대한 걱정을 벗고 지내는 시간을 가지는 것이 중요하다.

릴렉스는 결코 어려운 일이 아니다. 음악을 듣거나 영화를 본다, 어릴 적 친구를 만난다, 쇼핑을 한다, 여행을 한다…. 이렇듯 무엇이든 좋다. 한 번쯤은 일상의 스트레스에서 벗어나 마음이 쉴 수 있는 시간을 가져 본다.

특히 추천하고 싶은 것은 원예이다. 흙을 만지고 식물을 돌보는 일은 정신건강에 매우 좋다. 몸소 정성을 다해 돌본 결과로 야채를 수확한다면 더욱 기쁘다.

원예는 서거나 앉거나 해야 하므로 자연히 몸을 움직이는 효과도 있다. 바람을 쐬며 땀을 흘리면 몸도 재충전된다.

가장 손쉽게 주변에 있는 공원을 산책하는 것도 좋다. 때로는 배우자와 함께 산책을 하러 나가는 것은 어떨까? 둘이서 소소한 삼림욕을 체험해보자.

부지런히 몸을 움직여라
··· 활동량을 늘리는 것이 포인트

운동요법이라고 하면 꽤 거창하게 들리지만, 요컨대 일상의 활동량을 늘리면 된다. <mark>움직이는 것을 두려워하지 말고 부지런히 몸을 움직이려는 마음가짐이 혈당값을 낮추어준다.</mark>

우선은 무심코 에스컬레이터를 이용하기보다 계단을 오르내리는 것부터 시작한다.

계단 오르내리기는 1분 동안에 약 6kcal의 에너지를 소비한다. 가볍게 계단을 오르면 기분도 긍정적이 된다. 그날의 건강을 판단하는 최고의 척도가 된다.

회사에서도 의식적으로 움직인다. 복사를 하거나 편의점에 음료수를 사러 가거나 중요한 일이 없어도 다른 부서를 방문해보거나···. 여하튼 부지런히 움직이면 활동량이 증가한다.

 최근 스마트폰에는 만보계 기능이 있다. 이 기능을 이용하여 자신이 하루 동안에 얼마만큼 걷는지를 기록하면 의욕도 생긴다.

 집안일을 하는 것도 좋다.

 <u>욕실을 청소하고, 창문을 닦고, 재활용 쓰레기를 배출하는 등의 집안일은 의외로 몸을 움직이게 한다.</u> 만족감도 얻을 수 있고 가족도 기뻐할 것이 분명하다.

 휴일에는 미술관에 가보는 것이 어떨까? 넓은 미술관에서 미술작품을 감상하려면 여하튼 많이 걸어야 한다. 예술적인 호기심을 자극하고 릴렉스 효과도 얻을 수 있다. 정기적인 미술 감상을 새로운 취미로 가져보는 건 어떨까?

08 규칙적인 생활이 자율신경을 안정시킨다

규칙적인 생활은 자율신경을 안정시키는 데 기본이 된다. 자율신경이란 교감신경과 부교감신경으로 이루어져 있다. 교감신경은 활동적, 전투적, 흥분상태에서 작동하고 부교감신경은 긴장을 풀고 있는 상태에서 우세해진다.

하루를 생활하는 가운데 교감신경과 부교감신경은 상황에 따라 일하며 심장이나 내장의 기능, 호르몬의 균형을 적정하게 유지한다. 결국 자율신경이 흐트러지면 신체의 각 부분에 부조가 나타난다. 물론 자율신경의 균형이 무너지면 혈당값에도 나쁜 영향을 미친다.

동물에게는 '시계유전자'라고 불리는 유전자가 있어서 하루 주기 리듬(circadian rhythms)을 관할하고 있다. 하루 주기 리듬은 '체내시계'라고도 불리며, 태양의 움직임을 기준으로 하여 시간의 흐름에 몸 상태를 맞추는 감각이다.

비행기를 타고 해외여행을 떠나면 몸이 나른해지거나 졸음이 오거나 한다. 소위 시차적응이 필요하다. 이것은 하루 주기 리듬이 흐트러짐으로써 일어나는 증상이다. 이 상태가 오래 지속되면 심혈관에 문제가 생긴다.

또한 인간의 시계유전자는 시상하부의 시교차 상핵에 있다. 햇빛에 의해 생활리듬이 생기는 것은 눈 뒤에 시계유전자가 있기 때문이다.

'주야교대 근무자'로 근무시간이 불규칙한 사람은 하루 주기 리듬이 쉽게 흐트러진다. 업무상 어쩔 수 없는 경우도 있을 테지만, 쓸데없이 밤을 새거나 끼니를 거르는 일은 가급적 삼간다.

규칙적인 생활, 일찍 자고 일찍 일어나는 습관이 혈당값을 안정시켜 주는 것은 분명한 사실이다.

# 09 욕조에 몸을 담그고 천천히 릴렉스

··· 가벼운 스트레칭도 권한다

자율신경의 안정에는 목욕이 가장 좋다. 직장에서 돌아와 따뜻한 물 속에 들어갈 때의 개운함이란 어떤 말로도 형용할 수 없다. 이때만큼은 살아 있다는 게 행복하게만 느껴진다.

이 긴장감 제로의 기분이 부교감신경을 자극하는 순간이다. 업무 같은 건 모조리 잊고서 느긋한 마음으로 쉬자.

또한 목욕은 에너지를 소비하고 혈행을 개선하는 효과도 있다. 혈행이 좋아지면 호르몬 균형도 개선된다. 물론 혈당값 저하에도 한몫한다.

입욕 요령은 물의 온도가 지나치게 뜨겁지 않아야 한다는 것이다. 대략 38~40℃ 정도가 좋다. 물이 너무 뜨거우면 혈압이 상승하거나 반대로 피로해지기 때문이다.

38~40℃ 정도의 물에 시간을 들여서 천천히 몸을 담그는 것이 가장 좋다.

너무 오랫동안 욕조에 있으면 현기증을 느끼거나 어지러운 사람은 반신욕을 해보는 것이 어떨까? 반신욕이라면 현기증이 일어나지 않아 오래 있을 수 있고 릴렉스 효과도 기대할 수 있다.

또한 욕조 안에서 가볍게 스트레칭을 해보자. 다리를 가슴 앞에서 안거나 쭉 뻗어보자. 욕조 안에서는 부력이 있어서 몸도 유연해진다. 스트레칭이나 마사지를 하기에는 최적의 환경이다.

입욕이 인슐린 분비를 직접적으로 촉진시킨다는 보고도 있다. 보고에 의하면, 입욕 후에 인슐린 분비가 증가하여 2시간 뒤에 절정에 이른다. 이 효과를 이용하여 식사 전에 욕조에 들어가면 식후 혈당값의 상승을 억제할 수 있다. 이 효과는 입욕에 의한 온도 변화가 내장 기능을 자극했기 때문이라고 할 수 있다.

치주질환과 혈당값의 인과관계
… 치아 건강이 온몸의 건강으로 이어진다

의외로 고혈당과 인과관계에 있는 것이 치아이다.

특히 치주질환과 당뇨병은 관계가 깊다. 그것은 치주질환의 세균이 인슐린의 작용을 저해하기 때문이다. 이에 대해서는 여러 가지 연구가 진행되어 치주질환을 치료한 뒤에 혈당값이 내려갔다는 보고도 많다.

입안이 끈끈하다, 양치질을 하면 피가 난다, 잇몸이 하얗다 등등의 자각증상이 있다면 치주질환일 가능성이 있다. 치과를 찾아 진단을 받아 보자.

치주질환의 원인이 되는 세균은 당뇨병뿐 아니라, 동맥경화나 심장병의 원인이 되기도 한다. 정기적으로 치아 건강을 체크하는 것이 좋다.

이처럼 치아의 건강은 온몸의 건강과 관련이 있다. 세균은 잠든 사이에 증식하기 때문에 특히 취침 전에 꼼꼼하게 양치질을 하는 것이 좋다.

양치질을 할 때는 치아와 잇몸 사이를 칫솔질하고 치석을 꼼꼼히 제거하는 것이 중요하다. 단, 너무 세게 닦으면 치아나 잇몸에 상처가 생긴다. 5~10분 동안 부드럽고 리드미컬하게 닦자.

또한 치과에서 스케일링을 하면 특수한 기기로 청소해주기 때문에 치석이 말끔하게 제거된다. 그때 양치질하는 올바른 방법도 배울 수 있다.

<u>양치질에는 단것이 먹고 싶은 충동을 억제하는 작용이 있다.</u> 견딜 수 없을 만큼 과자가 먹고 싶어진다면 이를 닦자.

보기에는 좋지 않지만, 식후에 녹차로 입안을 헹구면 차에 들어 있는 카테킨이 치아를 소독한다. 집에서는 이런 습관을 가져보는 것도 좋다.

 # 종아리 마사지로 혈류 개선을

릴렉스 효과를 얻을 수 있는 것으로 마사지를 첫손에 꼽는 사람도 있을 것이다. 책상에서 업무를 보는 시간이 길어져서 굳어버린 몸을 꾹꾹 주물러주면 시원하다. 혈행도 신경의 흐름도 좋아진다는 것을 실감하는 순간이기도 하다.

물론 전문가의 손을 빌려서 마사지를 받는 것도 좋지만, 혼자서 간단히 할 수 있는 마사지도 생활에서 습관적으로 실행해보자.

가장 권하고 싶은 것은 종아리 마사지이다.

이미 설명하였듯이 종아리는 하반신에 정체되어 있는 혈액을 심장으로 다시 보내는 중요한 역할을 맡고 있다. 종아리에 힘이 없으면 혈류가 나빠지고 건강이 나빠지는 원인이 된다.

운동요법 ⑩ 종아리 주무르기

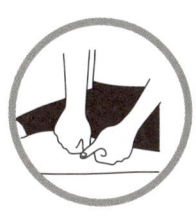 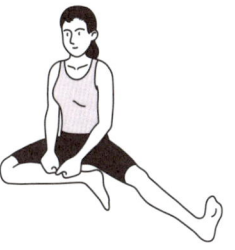 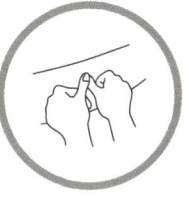

❶ 종아리 안쪽이 위를 향하도록 앉아서 뼈를 따라 발목에서부터 종아리까지 엄지손가락으로 천천히 눌러준다. 이것을 3번 왕복하여 실시한다.

❷ 양손의 엄지손가락을 겹쳐 체중을 실으면서 조금 아픈 정도로 누른다.

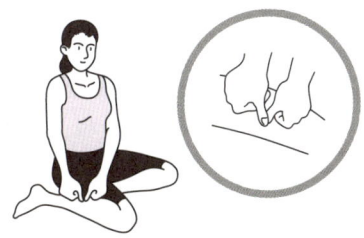 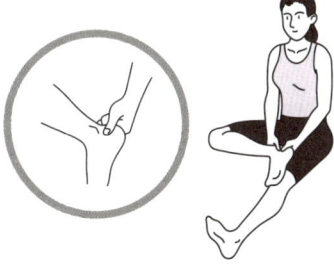

❸ 종아리 바깥쪽이 위를 향하도록 앉아서 뼈를 따라 발목에서부터 위쪽으로 천천히 눌러준다. 이것을 3번 왕복하여 실시한다.

❹ 무릎을 굽히고 그림처럼 앉아 아킬레스건을 손가락으로 꼬집듯이 주무른다. 발목에서부터 종아리까지 3회 주물러준다.

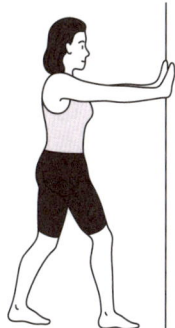

❺ 벽에 양손을 대고 오른발을 앞으로 내밀어 왼쪽 다리의 아킬레스건과 종아리를 늘린다. 좌우 3회씩 실시한다.

자신의 손으로 꾸준하게 정성껏 마사지함으로써 종아리의 건강을 회복할 수 있다.

종아리를 마사지하는 요령은 발목에서부터 무릎을 향해 주무르며 올라가는 것이다. 혈액을 상체로 올려 보낸다는 이미지로 실시한다.

주무를 때의 강도는 기분 좋게 아픈 정도가 좋다. 너무 힘을 주어 세게 할 필요는 없다.

아침, 점심, 저녁으로 몇 차례 마사지해도 좋다. 의자에 앉은 채로 할 수도 있다. 또한 욕조에 몸을 담그고 있을 때도 좋다. 따뜻한 물속에서 시간을 들여 주물러주자.

종아리의 건강이 나빠지면 단단해지고 차가워지고 탄력이 없는 등의 증상이 나타난다. 오랜 시간을 앉아서 보내는 사람은 특히 주의가 필요하다.

자기채점표 ② 일상 습관

제3장은 일상 습관의 개선 방법이었다. 어떤 일상 습관을 개선하면 혈당값이 내려가는지를 알았을 것이다.

그렇다면 오늘부터 7일간 일상 습관의 개선을 메모하고 혈당값을 낮추는 데 효과가 있었는지 여부를 판단하기 위하여 자기채점을 해보자.

아래 항목의 일상 습관에 점수를 매겨두었으니, 실천한 것을 합산해보자.

1일째	2일째	3일째	4일째

5일째	6일째	7일째	합계

참조	항목	점수
123쪽	워킹(10분)	10
	워킹(20분)	20
	워킹(30분)	30
126쪽	스트레칭 체조(5분)	10
	스트레칭 체조(10분)	20
	스트레칭 체조(20분)	30
132쪽	전철 스트레칭(5분)	5
	전철 스트레칭(10분)	10
136쪽	지압(귀)	10
	지압(손)	10

139쪽	스트레스 해소(음악, 영화 감상, 여행, 원예 등)	10
142쪽	계단 오르내리기(1분)	5
	집안일 돕기(청소, 쓰레기 배출 등)	5
	미술관에서의 회화 감상	10
144쪽	일찍 자고 일찍 일어나기(규칙적인 생활)	10
146쪽	입욕 스트레칭	10
148쪽	양치질(1회 5분 이상)	5
150쪽	종아리 마사지	10

0~350	355~700	705~
조금 더 노력하세요	잘했어요	참 잘했어요

제4장

고혈당에 대하여 궁금한 몇 가지

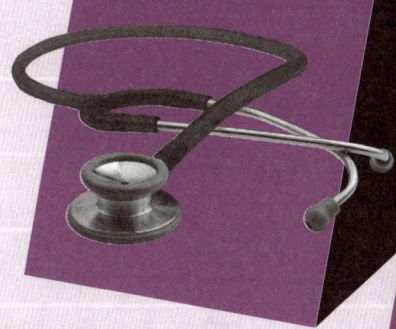

지금까지 혈당값을 낮추는 구체적인 방법에 대하여 설명했는데, 마지막으로 혈당값이 신경 쓰이는 사람의 소박한 질문을 정리하고 답해보고자 한다.

Q1 인슐린 주사에 대한 거부감이 있는데…

당뇨병은 혈액 속에 필요한 만큼의 인슐린이 분비되지 않아서 생기는, 어떤 의미에서는 단순한 병이다. 따라서 부족한 인슐린을 보충해주면 증상은 확실히 좋아진다. 인슐린을 주사하는 요법은 혈당값을 확실하게 낮추어주고 부작용 걱정도 없는 뛰어난 치료법이라고 할 수 있다.

인슐린 요법에는 18~24시간에 걸쳐 효과가 지속되는 종래형(중간형)과 즉시 작용이 시작되어 2시간으로 끝나는 속효형이 있다.
종래형의 이점은 혈당값을 하루 동안 평균적으로 제어할 수 있다는 것이다. 그러나 식후 혈당값을 낮추려면 식사하기 1시간 전에 주사해야 한다는 번거로움이 있다. 이와 달리 속효형은 식사를 마친 직후에 주사하면 식후 혈당값의 상승을 막을 수 있다. 또한 종래형, 속효형을 합친 혼합형도 있으므로 의사와 상담하여 처방받으면 된다.

그런데 아직은 인슐린 주사를 꺼리는 사람이 많은 것 같다. 그 이유는 주사가 아프지 않을까? 위험하지 않을까? 하는 걱정 때문이다. 분명 이전에는 취급이 까다로웠지만 최근에는 플라스틱 제품의 일회용 주사기에 바늘도 가늘어져 통증이 거의 느껴지지 않는다.

그리고 '인슐린 주사 = 불치병'이라는 과거의 안 좋은 이미지도 최근에는 거의 사라졌다. 부작용도 없고 확실한 효과를 기대할 수 있는 인슐린 요법을 바르게 이해하자.

Q2. 병원의 처방약에는 어떤 종류가 있는가?

당뇨병의 약물요법에 이용되는 약은 크게 4종류이다. 각각의 작용을 알아두자.

❶ 췌장에 작용하여 인슐린 분비를 촉진하는 약

인슐린 분비 촉진약(설포닐유레아, Sulfonylurea) : 가장 일반적으로 처방되는 약으로, 효과가 강하다. 이미 혈당값이 꽤 높아져 있고 비만이 아닌 사람이 가능한 한 빨리 혈당값을 낮추고 싶을 때에 사용한다. 단, 저혈당에 의한 위험(부작용)과 비만을 조장할 우려가 있기 때문에 주의가 필요하다. 유글루콘(Euglucon), 다오닐(Daonil), 아마릴(Amaryl) 등이 있다.

속효성 인슐린 분비 촉진약 : 설포닐유레아에 비하여 속효성이 있다. 식사하기 직전에 먹으면 식후 혈당값의 상승을 억제할 수 있다. 단, 이른 시기에 너무 많이 복용하면 저혈당을 일으키기도 한다. 스타시스(Starsis), 글루패스트(Glufast) 등이 있다.

DPP-4 억제제 : 혈당값에 따라 인슐린 분비를 촉진하는 약으로 안정성이 높다. 자누비아(Januvia), 에쿠아(Equa), 네시나(ネシーナ), 트라젠타

(Trazenta), 수이니(スイニー), 테넬리아(Tenelia), 온글라이자(Onglyza), 글랙티브(Glactiv) 등이 있다.

❷ 인슐린의 작용을 높여주는 약

경구 혈당 강하제(biguanide) : 췌장에 부담을 주지 않고 부작용도 없어 안전성이 높다. 그 때문에 널리 사용되고 있으며 인슐린 치료와 병용하기도 한다. 다이어트 효과도 있다. 메트그루코(メトグルコ), 글루코스(Glucose), 지베스트(ジベスト) 등이 일반적이다.

인슐린 저항성 개선제 : 인슐린의 활성을 높여 혈당값을 낮추도록 작용한다. 단, 여성에게는 부종 등의 부작용이 생기기 쉽다. 아크트스(アクトス) 등이 있다.

❸ 장의 당 흡수를 늦추는 약

α-글루코시다아제(α-glucosidase) : 소화효소의 작용을 억제하여 탄수화물의 분해를 늦춘다. 식사 직전에 먹는 것이 효과적이다. 글루코바이(Glucobay), 베이슨(Basen) 등이 있다.

❹ 당을 소변으로 배출시키는 약

SGLT 억제제 : 혈액 속의 당을 소변으로 배출시키는 새로운 약이다. 슈글렛(Suglat), 포시가(Forxiga), 루세피(Lusefi), 디베르자(Deberza), 어플웨이(Apleway), 카나글리플로진(Canagliflozin), 엠파글로플로진(Empagliflozin) 등이 있다.

Q3 저혈당이란 어떤 상태일까?

저혈당은 혈당값이 60mg/dL 이하가 되는 상태를 가리킨다. 저혈당이 되면 하품, 나른함, 두통, 눈의 침침함, 구토증 같은 증상이 나타난다. 증상이 심한 경우에는 얼굴이 창백하고, 동태, 두근거림, 현기증, 손발 떨림, 경련 등이 일어나고 위험한 상태가 된다.

저혈당의 원인은 일반적으로는 극도의 공복, 공복 시의 음주, 격렬한 운동 등을 꼽을 수 있다. 또한 당뇨병을 치료하는 사람이라면 인슐린이나 약의 효능이 지나치게 강하기 때문이다.

만일 저혈당의 발작이 일어날 것 같으면 초콜릿이나 각설탕 등 혈당값을 즉시 높여주는 식품을 섭취한다.

Q4 아이에게도 당뇨병이 있다고 들었는데, 진짜?

당뇨병은 오랫동안 잘 먹지 못한 것이 원인으로 나타나는 생활습관병이라서 어린아이에게서 발병한다니 좀처럼 이해가 되지 않을지 모른다. 그러나 실제로는 소아당뇨병 발병도 증가하고 있는 것이 현실이다.

소아당뇨병이라고 하면 이전에는 췌장 자체의 질병이 원인인 1형 당뇨병이 대부분이었는데, 1970년대부터 어른처럼 2형이 많아지기 시작했다. 1974년부터 1994년 사이에 소아 2형은 10배로 증가했다는 데이터가 있다.

그 원인은 바로 '비만'이다. 부모가 달콤한 간식이나 탄수화물을 자꾸 주기에 아이는 비만에서 당뇨병으로 옮겨가는 최악의 코스를 밟고 있는 것이다.

'많이 먹어야 건강하게 자란다'는 생각에서 간식도 먹이는 것이지만 우선은 그 습관을 그만두는 것이 좋다.

또한 병원에서 고혈당이라고 진단받고 식이요법을 지시받고도 아이가 사랑스러워 치료를 중단하는 부모도 많다. 아이는 스스로 조절할 수 없기에 부모가 아이에게 절제력을 가질 수 있도록 교육하는 것이 중요하다.

게다가 소아 2형은 합병증의 진행이 빠르다. 초등학생부터 고등학생 사이에 발병한 2형 당뇨병 환자는 높은 확률로 35세까지 실명이나 신부전이라는 중한 합병증을 일으킨다.

이렇게 되면 행복한 인생은 기대할 수 없다. 아이의 고혈당을 알았다면 혹독하게 혈당값 제어를 하는 것이 아이 자신을 위한 일이다.

Q5 2세를 계획하고 있다. 어떤 주의가 필요할까?

임신했을 때 당뇨병을 그다지 주의하지 않는 사람도 있지만, 임신부에게도 태어날 아이에게도 중대한 장애를 일으킬 수 있다. 임신을 원하는 사람은 올바른 지식을 가지는 것이 중요하다.

임신부가 걸리는 당뇨병에는 아래의 2종류가 있다.

❶ 임신성 당뇨병

임신하면 췌장에 부담을 준다. 그 영향으로 인슐린의 분비가 나빠져서 당뇨병이 되는 경우로 출산 후에 대부분 낫는다.

❷ 당뇨병 합병 임신

자신이 당뇨병이라는 사실을 알아차리지 못하고 임신하는 경우이다. 이 경우, 태아의 발육에 가장 중요한 임신 초기에 혈당값이 높아진다. 임신에 합병증이 생기거나 아기에게 기형이나 중대한 장애가 남는 것이 바로 당뇨병 합병 임신이다.

임신 중에 일어나기 쉬운 것은 눈의 합병증, 신장의 합병증, 임신중독증 등이다.

또한 아기에게는 4kg이 넘는 거대아, 기형, 발육부진, 태어나자마자 저혈당이나 호흡곤란의 위험이 있다.

임신하기 전부터 임신 중에 걸쳐, 모체가 저영양 상태에 있으면 태아를 당뇨병에 걸리기 쉬운 아이로 만든다. 적당한 단백질을 비롯하여 충분한 영양을 섭취하도록 한다.

만일 당뇨병이라는 사실을 알아도 임신하기 전에 혈당값을 제어하면 안심하고 출산할 수 있다. 아이를 원하는 사람은 당뇨병 검사를 받아보도록 하자.

Q6 말랐는데 당뇨병이라고 한다. 이해가 되지 않는다.

이 책에서는 비만, 대사증후군이 당뇨병의 한 가지 요인으로서 개선되어야 한다고 지적했다. 그런데 의문을 가지는 것처럼 비만이 아닌데 당뇨병이 되는 사람이 있다. 전혀 이치에 맞지 않은 일이다.

마른 사람에게 일어나는 고혈당의 원인은 무엇일까?

동양인은 서양인에 비하여 인슐린의 분비가 적다. 인슐린의 분비가 적다는 것은 경도의 비만에서도 혈당값이 쉽게 오른다는 의미이다. 그리고 동양인 중에서도 극단적으로 인슐린 분비가 적으면 비록 말랐다고 해도 당뇨병이 될 가능성이 있다. 이처럼 마른 체형의 당뇨병 환자는 적은 탄수화물로도 혈당값이 상승하는 특징이 있다.

또 다른 이유로 생각할 수 있는 것은 유전이다. 부모, 형제자매 중에 당뇨병 환자가 있는 사람은 25.6%의 비율로 본인도 당뇨병이 된다는 데이터가 있다. 양친, 형제, 자매에 당뇨병 환자가 없는 사람은 14.3%이다.

강한 인과관계라고는 할 수 없지만, 비록 본인이 마른 체형이라도 부모형제에 당뇨병이 있으면 발병할 가능성이 있다.

여담이지만, 서양인과 동양인의 비만은 그 정의가 다르다. 한국은 BMI가 25 이상이면 비만으로 보지만 서양에서는 30 이상이다. 꽤 살집이 있어도 좀처럼 당뇨병으로 되지 않는 것이 부러울 따름이다.

Q7 신경에 일어나는 합병증이란 어떤 증상일까?

3대 합병증(망막증, 신증, 신경증) 중에서 가장 일찌감치 증상이 나타나는 것이 당뇨병 신경증이다. 당뇨병의 발병 이후에 빠르면 3~5년 정도 지나면 위화감이 나타난다.

자각증상으로 처음에 나타나는 것이 발가락 끝의 저림, 발바닥에 무엇인가 붙어 있는 듯한 위화감, 장딴지의 쥐이다. 큰 특징은 반드시 좌우 양쪽에 저림이 일어난다는 것이다. 만일 한쪽 발끝만 저리다면 다른 원인을 의심해야 한다.

또 한 가지 특징은, 저림이 신체의 끝에서부터 시작된다는 것이다. 장갑이나 양말과 비슷하여 글러브·스타킹 타입이라고 부른다.

더욱이 증상이 진행되면 저림이나 위화감이 심해지고 피부에 대한 감염, 궤양, 안면신경마비 등의 증상이 일어난다. 이들 저림은 건강한 사람은 상상도 할 수 없을 만큼 고통스럽다.

장애가 말기에 접어들면 굵은 동맥에까지 영향을 미치고 신경이 전혀 기능하지 않게 된다. 통증이나 열감을 전혀 느끼지 않는다. 이것으로 나았다고 착각하는 사람이 있지만 말도 안 된다. 실제로는 손끝에 불이 닿아도 발에 못이 찔려도 전혀 알지 못할 뿐이다.

또한 발에 괴저가 발생하면 최악의 경우 발을 절단해야 하는 일도 벌어진다.

이상과 같은 신경장애는 지각신경이 손상되었기 때문인데, 자율신경에 장애를 초래하기도 한다. 남성기능의 장애, 현기증, 일어설 때 느끼는 어지럼증, 위장장애, 간의 분비장애 등이 주요 증상이다.

이 책을 읽었다면 혈당값을 내리는 일이 그리 어렵지 않다는 것을 충분히 이해했을 것이다. 특히 다음 5개 항목을 지키기만 해도 혈당값은 확실하게 내려간다. 무리하지 말고 꾸준히 노력하자.

> **[이 책의 정리] 혈당값을 낮추는 5계명**
> 1. 탄수화물은 적게 섭취한다.
> 2. 흰 음식을 검은 것으로 바꾼다.
> 3. 식이섬유가 많은 제철 식품을 먹는다.
> 4. 부지런히 몸을 움직인다.
> 5. 목욕이나 취미생활로 릴렉스한다.

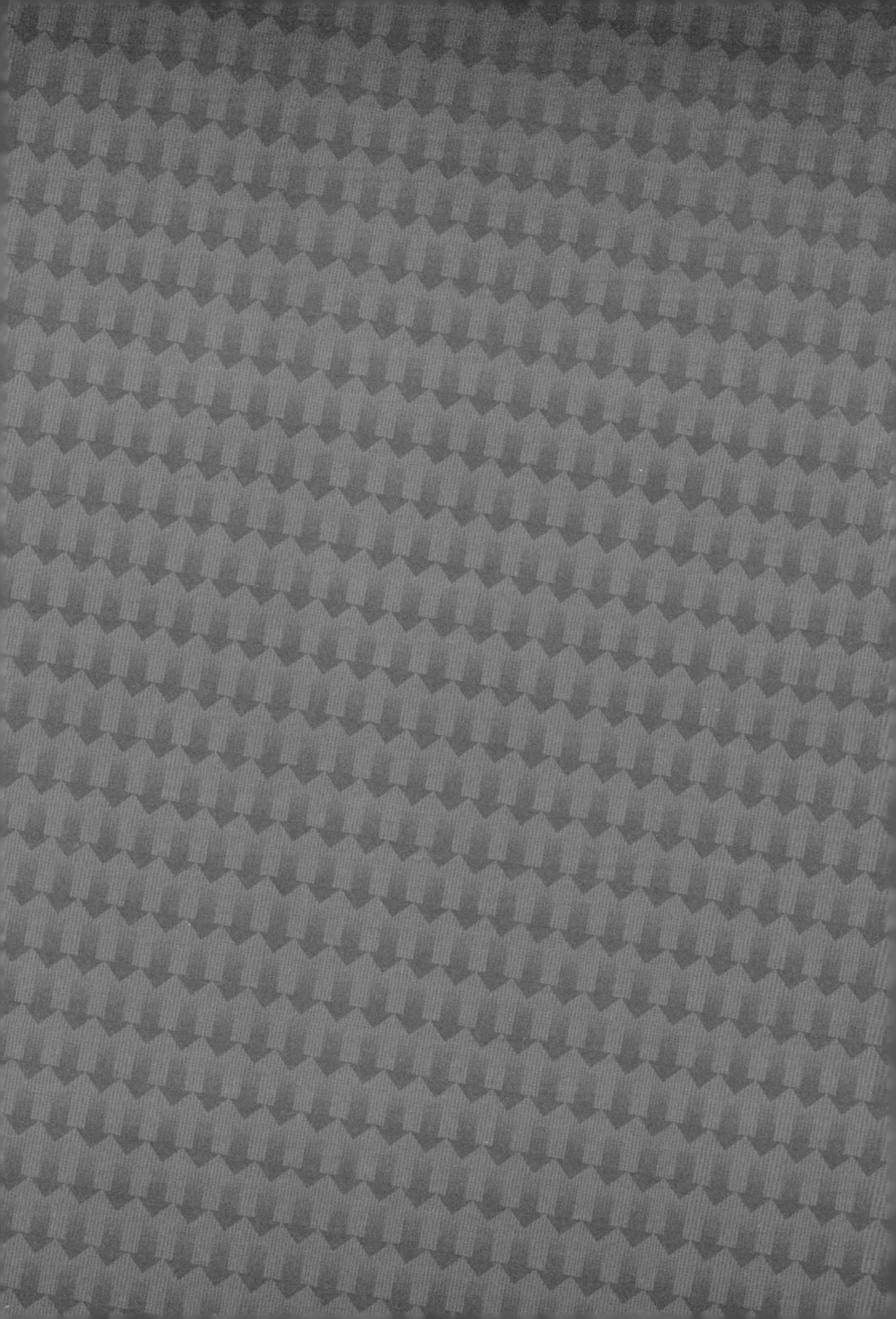